좋은 자세, 나쁜 자세
SAD DOG HAPPY DOG

SAD DOG HAPPY DOG:
How Posture Affects Your Child's Health and What You Can Do About It

좋은 자세 나쁜 자세

캐스린 포터 **지음** | 노영선 **옮김** | 하태성(정형외과 전문의) **감수**

SISO BOOKS

머리말

　이 책은 그동안 우리가 간과해 온 그러나 꼭 알고 있어야만 하는 '지침서'로서, 전 세계적으로 마치 전염병처럼 수백만의 어린이들뿐만 아니라 그 부모님과 교사들을 고통스럽게 하고 있는 구부정한 자세에 대해 상세히 언급하고 있다. 당신이 이제껏 믿어 왔던 바른 자세를 취하기란 도무지 힘든 일이라는 생각을 버리시길. 그 대신에 성인들과 어린이들이 흥미진진한 배움의 과정을 함께 하는 동안에, 어떻게 편안하고 안정된 자세를 유지할 수 있는지에 관한 매우 새로운 정보가 이 책에 있다. 편안하고 안정된 자세를 취하기 위해서는 반드시 골격 구조가 잘 정렬되어져야만 하며 그 결과, 우리의 몸을 튼튼히 떠 받쳐 주어 힘들게 근육의 긴장을 불러일으킬 필요가 없다는 것이다. 이 책의 내용을 지침으로 하여 우리의 몸을 개인적인 실험실로 상정하고 거기에다 이 책의 지식을 그대로 하나씩 적용하는 과정에서, 성인들과 어린이들은 모든 건강한 유아들이 맨 처음 걷고 서는 방법을 스스로 체득할 때의 바로 그것을 다시 몸으로 터득하게 될 것이리라 확신한다.

오늘날 우리의 어린이들은 이미 위험한 수위를 넘어서고 있다. 최근 몇 십 년 동안 건강을 위협하는 변화들이 부지불식간에 우리 어린이의 신체에 점진적으로 영향을 미치는 가운데, 이제는 사회적 차원의 수준에서, 서서히 끓고 있는

비커 속의 개구리처럼 그 상황을 전혀 인식하지 못
하는 것과 같은 형국으로, 성장기 어린이의 이와 같
은 신체적 붕괴의 심각성은 가면 갈수록 커지고 있
는 실정이다.

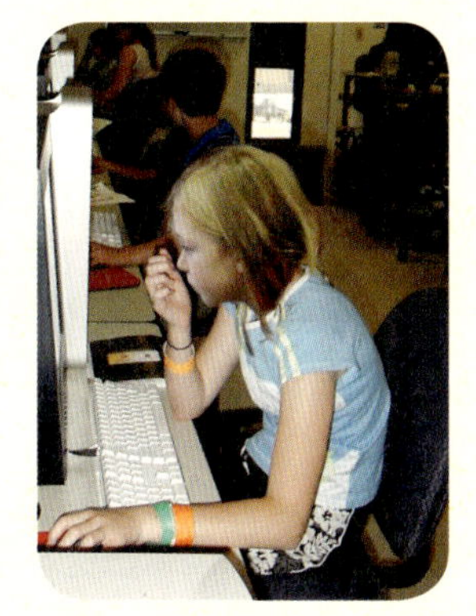

　물론 대부분의 우리는 어느 정도는 아이들의 좋
지 못한 자세가 문제임을 알고 있다. 그것을 바로잡
기 위해 부지런히 아이들에게 '허리를 곧게 펴고 앉
을 것을' 당부하나 이내 이 노력이 헛수고임을 곧 깨닫게 된다. 날마다 걱정스런
눈빛의 선생님들이 교실 창문을 통해 무너져 가고 있는 아이들의 신체를 지켜보
며 온전히 하루하루의 학업을 충실히 수행해 갈 수 있는지를 진지하게 고민하고
있다. 더욱이 우리가 바라는 대로 아이들이 자세를 바로잡으려 애를 쓸 때조차
아이들은 정작 올바른 자연스런 자세가 무엇인지를 이해하지 못하고 있다. 우리
어른들이 그랬듯이, 가슴을 최대한 위를 향해 쫙 펴고 그 자세를 유지하기 위해
몸에 힘을 주며 긴장을 늦추지 말라고 배웠기 때문이다. 그러나 제대로 된 골격
구조의 배열이 아니라면 자세가 원래대로 구부정한 자세로 돌아가는 것은 시간
문제다. 우리가 진정으로 올바르지 못한 자세를 만성적으로 취했을 경우에 나타

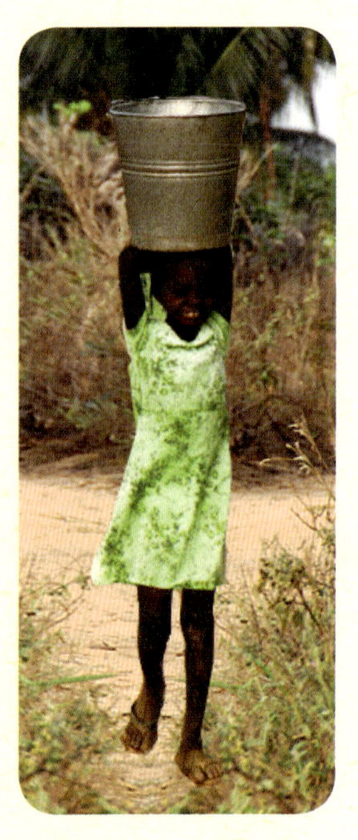

나게 될 어마어마한 결과를 알게 된다면, 필시 우리 모두 '대오각성하여 몸을 곧고 바르게 하여 앉게 될 것이다.'

많은 부모와 교사들이 편안하면서도 안정된 자세에서 강한 근력과 체력을 발휘할 수 있는 방법이, 실제적으로 복잡하지도 않으며 많은 노력을 요구하지 않는, 비교적 간단하며 쉽다는 사실에 놀라곤 한다. 우리가 정녕 우리 자신이 올바른 자세를 생활 속에서 실천하며 자녀들에게 모범을 보이지 않는 한, 우리의 자녀들이 곧은 자세와 바른 체형을 유지하는 것을 기대한다는 것은 어불성설일 것이다. 뿐만 아니라 이러한 올바른 자세는 인위적인 것이 아닌 자연 세계를 닮은 인간 본연의 타고난 일종의 선물이라 할 수 있다. 원숭이가 나무를 탈 때 어깨를 부자연스럽게 들어 올리지 않으며, 또한 치타가 초원 위를 매우 빠른 속도로 질주할 때 엉치뼈나 등뼈의 통증을 유발하지 않듯이, 태어날 때의 본연의 골격구조의 배열을 가진 사람들은 이른바 오늘날 '고된 노동'

일지라도 허리나 관절이 아픈 경우는 거의 없다고 한다. 옆 사진의 소녀의 모습에서 볼 수 있듯이, 머리 위에 무거운 물양동이를 이는 것을 비롯하여 거의 모든 육체적 활동들이, 몸의 골격구조가 제대로 잡혀진 상태에서는 놀라울 정도로 안정되고 편안한 상태에서 이루어질 수 있는 것이다. 물론 당연히 몸의 골격구조가 흐트러진 상태에서는 몸의 긴장과 불편함 뿐만 아니라 심지어 부상의 위험도 따를 수가 있다.

내가 이 책을 쓰는 결정적 동기는 이제는 우리 모두가 우리의 진정한 건강과 그와 더불어 웰빙이 우리의 골격구조의 배열이 본연의 모습대로 잘 유지 정돈되어졌을 때에만 가능하다는 것을 인식해야 한다. 전 세계적으로 이러한 중요한 사실을 깨닫지 못한 채, 우리 인간 본연의 모습인 자연적 세계에서 너무 멀리 떨어져 생활해 오고 있다는 것이다. 우리 인간도 다른 영장류와는 비교가 안 될 정도로 유일무이한 인간 본유의 우수성을 자랑할지라도 결국 자연의 일부분이요, 그것의 생명체로서 존재하기 때문이다. 근래에 우리의 건강이 자연적인 상태의, 가공과정을 거치지 않은 음식으로 이루어진 식단과 밀접한 연관성이 있음을 자각하기 시작한 것은 가히 고무적인 현상이다. 이러한 인식을 계기로 우리의 건강이 음식뿐만 아니라 인간 본연의 자연적인 상태를 유지한 신체와도 직결되고 있다는 점을 명심하길 바란다. 이와 같은 유연성이 넘쳐나며 튼튼한 근력과 지구력이 바탕이 되는 몸은 긴장 완화를 위해 단순히 스트레칭이 강조된 또는 피트니스 센터에서의 운동으로 소위 '만들고 조각되는 몸'과는 완전히 구분되는 것이다. 우리 인간은 자연의 법칙을 따르는 생물체인 연유로, 우리가 자연적인 것에서 멀어지면 멀어질수록 건강과 관련된 다른 질병들을 비롯하여 허리와 목과 관절의 통증으로 고생할 확률이 훨씬 더 높아지는 것은 당연한 이치다. 특히 기술 문명이 고도로 발전된 사회일수록, 성인과 어린이들 모두 여러 종류의 잦은 부상과 불특정 다수의 특이 질환에 시달리고 있는 것이다.

이 책의 영감을 준 계기는 하와이에 있는 힐로 공립학교Hilo public school, Hawaii 의 4학년 학생들을 가르친 경험에서 비롯되었다. 몇 해에 걸쳐 자유로운 움직임과 통증으로부터의 해방을 위해 올바른 신체 골격구조에 대해 성인들을 강습하는 과정에서, 어린이들도 이러한 교육적 트레이닝의 대상자가 될 수 있지 않을까하는 의문과 관심이 생겼다. 역시 나의 예상대로 몇 년 간의 자신들 스스로의 체득과정을 통해 척추를 올곧게 펴고 바른 자세로 앉아 있거나 걷거나 서는 방법을 알 수 있게 되었다. 이 아이들 중 상당수가 설문지를 통한 조사 결과 허리와 목의 통증뿐만 아니라 수면장애의 고통을 호소하는 등, 아직 어린

나이임에도 불구하고 이미 만성적인 신체붕괴 상태에 놓여 진 상황이었다.

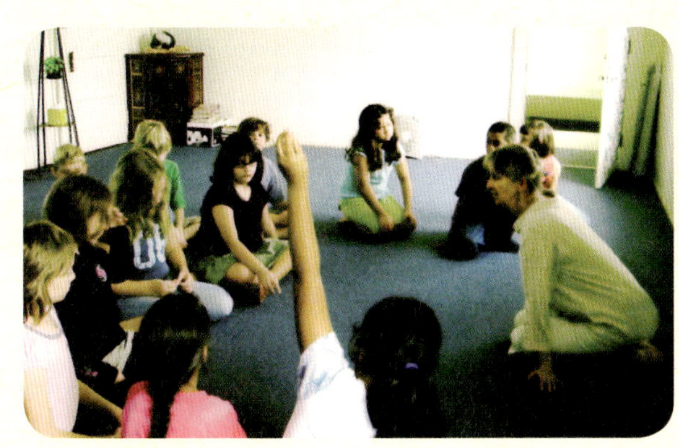

처음 시작은 내가 아이들을 가르치는 것에서 시작했지만, 결론은 아이들이 나를 가르치는 것으로 끝맺게 되었다. 아이들은 자기 자신에 대해 얼마나 알고 싶어하는지를, 그리고 '우리의 몸에 대해 경험하고 느끼도록' 동기 부여될 때 이러한 배움에 대해 얼마나 열정적으로 임하게 되는 지를 내게 가르쳐 주었다. 선천적으로 영특한 본능을 가지고 있으며 어른들이 이러한 체득의 과정에 기꺼이 동참하는 한 어린이들 또한 적극적으로 참여하게 된다는 것을 어린이들은 내게 보여 주었다. 아이들의 이러한 변화를 가져올 수 있는 결정적 두 가지 포인트는 바로 '당신이 말한 대로 걷고 행동하라' 그리고 '당신이 가르치고자 하는 것을 몸소 실천하라'였다. 아이들이 기꺼이 우리 어른들의 가르침과 지혜를 받아들이며 우리의 권위를 인정하려 한다고 해서 착각을 하면 안 될 것이다. 아이들은 우리가 위선적이며 우리 자신들과는 다른 별개의 이중 잣대로 그네들을 규정하려 할 때를 명확히 간파한다는 것이다. 우리가 기꺼이 우리 자신들에 대해 새로운 것을 알려고 마음의 문을 활짝 열어 줄 때 아이들은 우리를 존경하게 되며, 우리 스스로가 어떤 가치에 대한 확고한 신념에 대한 믿음을 심어 줄 때 그네들 또한 그 가치를 자각한다는 것이다. 결국 흥미진진한 자기 발견으로 떠나는 모험의 세계에 아이들을 동등한 배움의 파트너로 인정해 줄 때, 그네들이 적극적인 열정을 가지고 동참한다는 것이다.

대부분의 아이들이 9살 또는 10살이 되면, 중력 또는 수직의 개념을 비롯하여 인체 골격구조 배열의 기본적인 내용을 쉽게 이해하게 된다. 특히 이러한 지식이 아이들 스스로 개인적인 경험과 연관되어 전달될 때에는 더더욱 효과적이라 하겠다. 비록 아이들이 이렇게 터득한 개념들을 일상생활에 적용하기 위해서는 일정 수준의 스스로의 자각과 성찰이 요구되는데, 문제는 이러한 스스로의 깨우침과 모니터링이 아이들 나이를 고려했을 때 쉽지 않다는 것과 특히 주위 환경으로부터의 끊임없는 정보와 지식의 입력이 이루어질 경우에는 더더욱 그렇다는 것이다. 그러나 그럼에도 불구하고 아이들이 이 연령 수준에서 점진적으로 '자각하여 체득해 간다'는 사실이 온전히 자기만의 것으로 체화하는 데 있어서 큰 자산이 아닐 수 없다. 이러한 체득의 접근 방식은 의미 있고 흥미진진하여 대단히 성공적임이 증명되었다. 이와 같은 접근 방식의 프로그램의 결정적 성공 요인은 바로 부모가 함께 참여하는 것으로, 부모와 더불어 교사들도 아이들과 파트너를 이루어 배움의 과정에

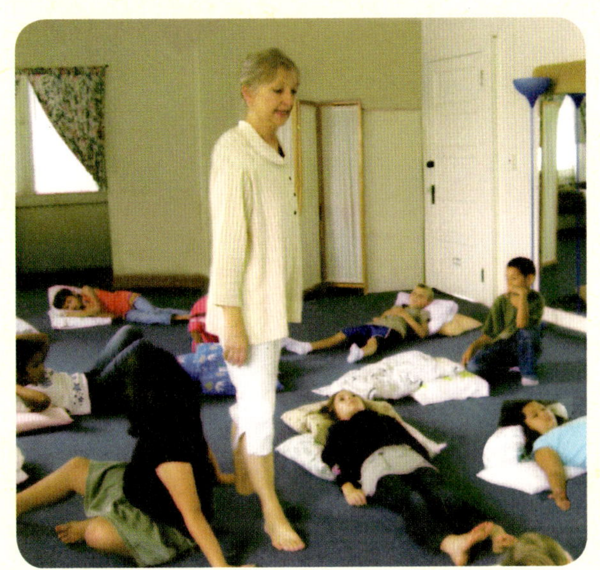

동참하는 것이 무엇보다도 중요하다.

이 책을 통해 아이들에게 진심으로 고마움을 전하고 싶다. 아이들을 몇 년 동안 가르친 소중한 경험이 있었기 때문에 이 책에서 내가 꼭 독자들에게 소개하고 싶었던 두 가지 핵심 내용인 퍼펫 자세(꼭두각시 자세 Puppet Posture)와 새드

도그 해피 도그(Sad Dog, Happy Dog 좋은 자세, 나쁜 자세) 개념을 완성할 수 있었다. 이 개념이 바로 이 책에서 전달하고 싶은 내용의 전부로서, 골반의 위치가 우리 몸의 중심인 척추의 올바른 각도를 결정해 주기 때문이다. 처음에 아이들을 가르칠 때, 척추나 치골과 같은 용어를 사용했을 때 아이들은 낯설고 어색하여 웃음을 터뜨리곤 했다. 그러나 내가 곧 아이들에게 자기 자신을 주인의 슬리퍼를 물어뜯어 혼나고 있는 강아지라고 상상해 보라고 말을 한 후에, 이 강아지가 다리 사이로 꼬리를 집어넣어 골반이 뒤로 빠진 상태에 있을 때는 새드 도그 Sad Dog이며, 반면에 꼬리를 다리 사이로 집어넣지 않고 다리 뒤에서 꼬리를 흔들고 있을 때에는 해피 도그 Happy Dog라는 설명을 해주니 여기저기서 들리던 웃음소리는 사라지고 우리 인체의 골격구조에 대한 강의를 진지하게 듣고 있었다.

어떤 연령대를 막론하고 스스로 자각하는 힘을 기른다는 것은 결코 간단하고 쉬운 일이 아니다. 그럼에도 불구하고 이렇게 스스로 깨닫게 하는 접근방식이 결국에는 나의 교육적 트레이닝을 체화시키는 구체적이고도 확실한 방법이라 하겠다. 왜냐하면 우리의 잘못된 습관은 다른 사람이 우리를 대신해서 고쳐줄 수 있는 것이 아니라, 궁극적으로 우리 자신이 해야 하는 몫이기 때문이다. 그런 까닭에 내가 제시하는 이와 같은 접근방식으로 아이들은 자신의 몸에 대해 알아가는 동시에 끊임없이 스스로 느끼며 자기 자신에 대해 집중하게 되는 귀중한 가르침과 교훈을 배우게 되는 것이다. 이러한 과정을 통해 아이들은 자기 자신을 다른 사람들과 별개로 분리해서 생각하는 것이 아니라, 자기 자신을 둘러싸고 있는 사람들과 세상과 자연에 관심을 기울이게 된다.

어린이들의 삶에 있어서 절대적 존재라고 할 수 있는 성인들은 아이들을 건강한 미래로 이끌어 줄 많은 기회뿐만 아니라 책무가 있다. 그러기 위해서는 자녀들에게 단지 '똑바로 앉거나 서 있을 것'을 주문하기 이전에 어른들이 먼저 올바른 자세에 대해 명확히 인지한 후 이를 모범을 보이면서 아이들에게 가르쳐 주어야 한다. 그래서 미취학 아동들은 아직 비뚤어지지 않은 본연의 골격구조가 결코 손상되지 않도록, 그리고 취학 아동들은 다시 원래대로 '타고난 본래의 골반과 척추'로 원상 복구할 수 있도록 트레이닝을 시키며 도움을 주어야 한다. 스포츠 강사들도 아이들과 함께 스포츠에 참여하여 직접 몸소 올바른 시범을 보이면서 훈련을 시켜야지만 아이들의 잘못된 자세와 체형을 교정할 수가 있지, 그렇지 않고 근본적인 교정 없이 반복적인 체육활동은 근육계에 지속적으로 영향을 미쳐 오히려 아이들의 척추 건강과 자세를 영원히 망치게 될 것이다. 이것의 단적인 예로 최근에 어린이들 사이에서 스포츠를 하다가 발생하는 부상이 증가

하고 있는데, 이것의 여러 원인 중에 대표적인 원인으로 추정되는 것이 바로 골격구조의 비뚤어짐이라고 한다. 이 점에 주목하여 소아과 의사들과 많은 내과 전문의들이 아이들의 질병 치료 및 건강 상담을 할 때 우리 몸 전체의 균형과 정상적인 기능과 밀접한 관련이 있는 골격구조의 이상 유무를 반드시 검진해 볼 것을 당부하고 있다. 교사들이 할 수 있는 중요한 역할로는 학생들이 교실 수업이나 학교 활동을 할 때 이러한 접근방식과 방법들을 십분 활용하는 것이다. 부모들은 충분한 시간과 마음의 여유를 갖고 TV나 컴퓨터 책상 앞에 엉덩이가 뒤로 빠진 채 구부정하게 앉아 있는 자녀들에게 그 자세가 아닌 다른 건강하고 바른 자세가 있다는 것을 알려줄 수 있다. 유아나 걸음마를 시작하거나 그 단계를 뛰어 넘은 자녀를 둔 부모들에게 있어 무엇보다도 우선인 것은 이 아이들이 태어날 때부터 그대로 간직해 온 본연의 바른 골격의 배열을 잃지 않도록 신경을 써야 하는 것이리라. 결론적으로 우리가 어떤 운동과 트레이닝을 해야 하는가뿐만 아니라 그러한 운동과 트레이닝을 어떻게 해야 하는지도 더불어 최우선의 관건이라는 것이다. 이 책에서 제시하고 있는 내용을 참조한다면, 부모들과 교사들 그리고 스포츠 코치나 건강 전문가들이 과연 무엇을 해야 할 것인가에 대한 명확한 해답을 얻게 되리라고 믿는다.

이 책은 특징적인 두 개의 파트로 구성되어 있다. 파트 원(PART I)은 인간 본연의 골격구조에 관한 실례를 들어 그것에 대하여 자세히 설명할 뿐만 아니라 왜 그토록 중요한지를 다룰 것이다. 이 부분은 어린이들도 함께 하기를 즐겨하겠지만, 초점은 어른들에게 맞춰져 있다. 만약 아이들이 더 많이 알려고 한다면 아이들이 이끄는 데로 따라가도 좋을 것이다. 파트 투(PART II)는 어른들과 아이들이 함께 활용하는 단계이다. 아이들이 그림들을 참조하는 동시에 부모들과 교사들이 글로 적힌 지시 사항을 설명해 주어야만 할 것이다. 처음에는 이러한 지시 사항들이 복잡하게 보일 수 있으나, 그 지시 사항을 하나씩 따라가며 동시에 실험을 하는 과정에서 이러한 내용들이 점점 명확해지며 이해하기 쉬워지게 된다. 이와 같은 지시 사항들에 대하여 좀 더 자세히 탐구하기를 원하는 사람들을 위해서 반대편 페이지에 좀 더 세부적인 지시 사항들과 자세한 정보가 수록되어 있다. '생각하는 마음'에서 '움직이는 마음'으로의 전환을 위해서 잘못된 습관적인 태도에서 벗어날 수 있도록 도움을 주고자 걷는 것에 관한 바른 지침이 매우 간략하게 소개되고 있다. 공간 속에서의 움직임을 위한 단계별 지시 사항들이 낙담할 정도로 복잡할 수도 있겠지만, 부드러운 '꼭두각시를 조종하는 사람의 이끌림pull of the puppeteer'에 순응하는 법을 배우게 된다면, 우리의 몸이 공간 속에서 물 흐르듯 자연스럽고 자유롭게 움직일 것이다.

내가 어떻게 이 책을 집필하게 되었는지에 관하여 간단하게 이야기를 함으로써 서론을 마치고자 한다. 하와이에서 최초의 파일럿 프로젝트를 종료한 몇 달 후, 캐시 와인즈Kathy Wines와 대화를 하게 되었다. 그녀는 4학년을 맡은 교사로 학생들을 지도하기에 필요한 모든 자질을 갖추고 있을 뿐만 아니라 그녀의 학생들에게 열정적인 롤 모델이기도 했다. 그녀는 교실에서 자신의 학생들에게 여전히 교실에서 목격하게 된 '나쁜 자세의 아이들Sad Dogs'이 있음을 상기시키는 것이, 학생들로 하여금 올바른 앉은 자세를 위해 골반을 제대로 정렬해야 한다는 것을 깨닫게 해 주는 최적의 효과적인 방법임을 알게 되었다라고 전해 주었다. 즉 다음이 캐시가 나에게 들려 준 일화이다. (내가 학생들과 함께 한) 프로그램이 끝나고 난 후 어느 날, 캐시가 수업 중에 학생들에게 "Sad Dogs"이 눈에 띈다고 말하자, 한 학생이 불쑥 말하기를, "이제 프로그램은 끝이 났어요!"라고. 이때 내 마음은 순간, 덜컥 가라앉았으나 곧 캐시가 덧붙여 말하기를, 또 다른 아이가 "아니, 아직 끝난 것이 아니야! 그건 바로 너의 인생이 달린 문제야!"라고 큰 소리로 외쳤다라고.

무한한 역량을 가진 아이들과 함께 작업을 한다는 것은 언제나 씨를 뿌리는 것과 같다. 흥미를 불러일으키는 것이 첫 번째 단계로, 이러한 흥미를 기초로 열정이 불타 올라 그 토대위에 씨앗이 싹을 틔울 수가 있기 때문이리라. 우리의 골격구조를 바르게 정렬하는 법을 배우고자 하는 우리 자신의 열성은 쉽게 전염된다. 즐거운 마음으로 바른 골격구조와 올바른 자세를 몸소 실천, 모범을 보여주는 어른들이 존재한다면, 향후 몇 달 또는 몇 년 후에 이 씨앗들이 발아하여 자랄 것이다. 씨앗들이 싹을 틔워 열매를 맺게 되듯이, 우리의 아이들 또한 평생에 걸쳐 이로움을 누리게 될 것이다. 스스로 끊임없는 자각을 할 수 있기 위한 방법들을 제공하는 동시에, 불필요한 고통과 긴장을 피하는 법을 실행해 나감으로써, 우리 자신뿐만 아니라 아이들의 건강을 수호하는 데 일조를 하게 될 것이다. 더불어 건강한 일생동안 진정한 힘과 편안한 유연함을 그리고 지치지 않는 활력을 향유하게 됨을 보장 받게 될 것이다.

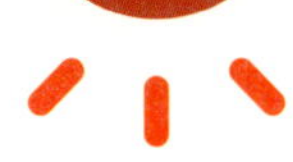

contents

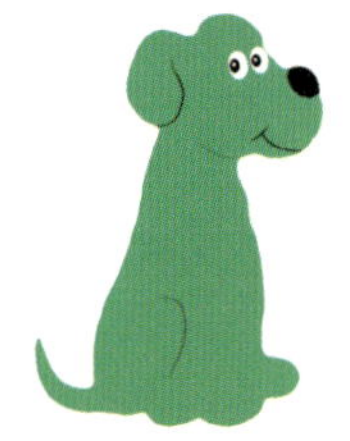

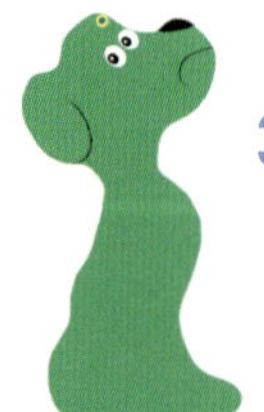

PART2

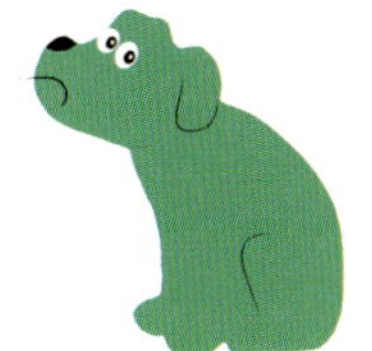

4 각 단계별 지시사항들

5 부가적인 운동과 유용한 조언

Part1 ✚

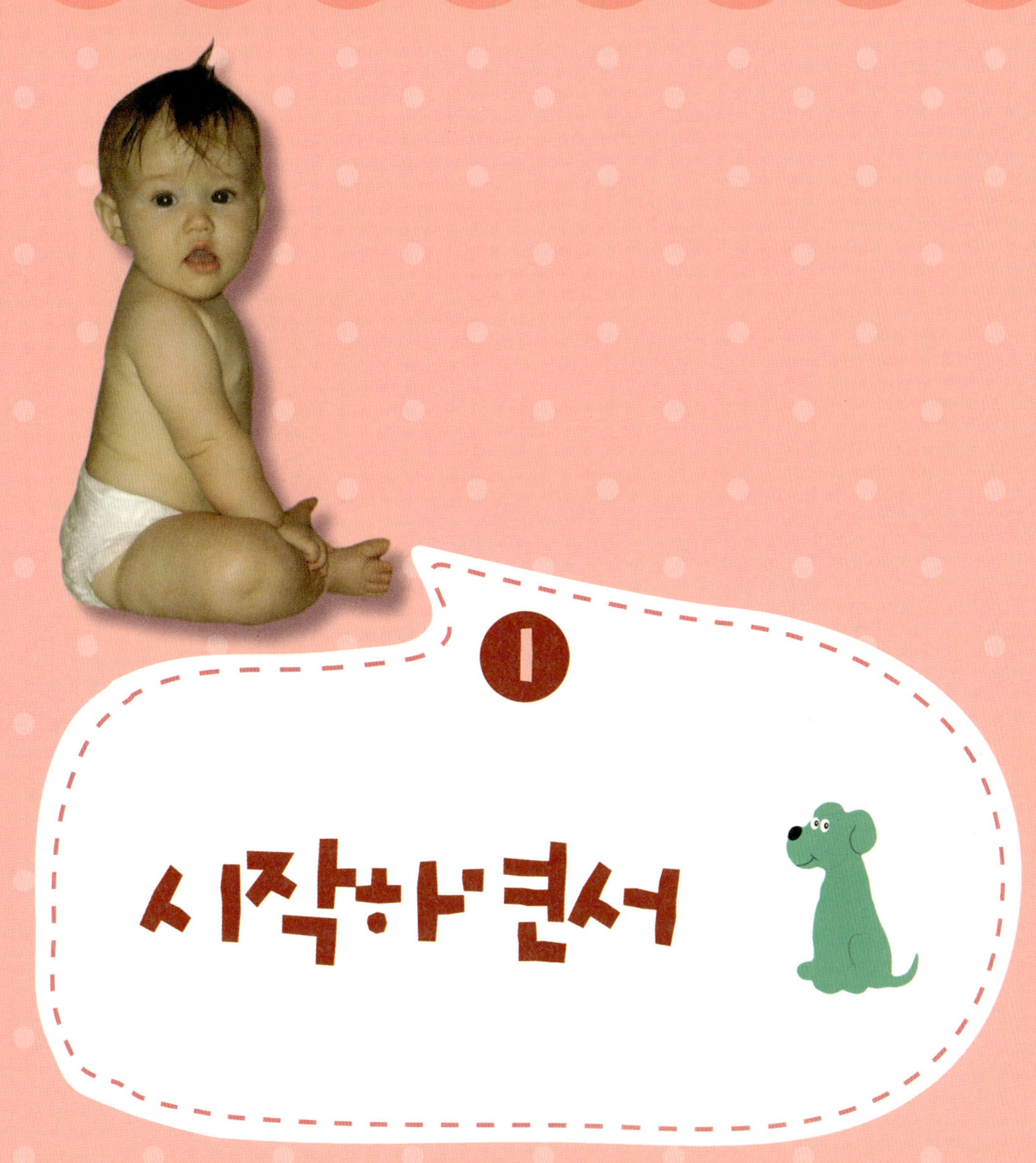

건강한 아기들은 올바른 자세를 유지하는 동시에 몸을 움직일 때 자유롭고 편안하게 평생을 살 수 있는

잠재력을 가지고 이 세상에 태어난다.

건강한 아기는 탄탄하지만 긴장되지 않고 자연스럽게 이완된 골격구조를 갖추게 된다.

많은 어린이가 건강을 해치는 만성적 골격구조의 붕괴를 겪는 데에는 그리 오랜 시간이 걸리지 않는다. 또한 이 문제는 세대가 거듭될수록 심각해지고 있는

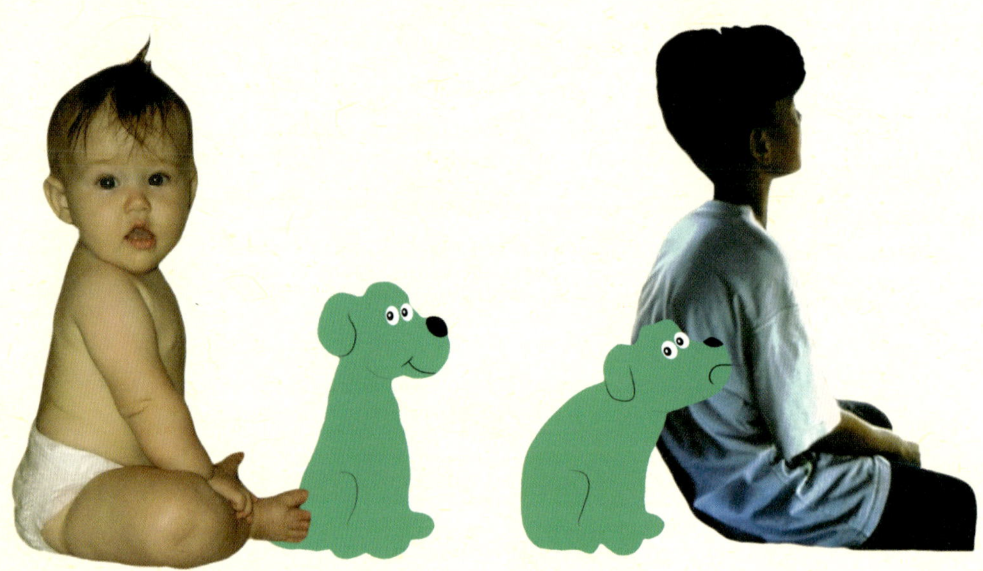

실정이다. 그러나 정작 이 문제를 인지하고 있는 그러한 아이들의 부모들과 교사들 그리고 건강 전문가들이 이 문제를 해결하기 위해서 무엇을 해야 하는지를 알게 되었을 때에는 종종 당황하는 경우가 있다.

- 위 아기는 몸의 긴장이나 어려움 없이 자연스럽게 앉아 있다.
- 아기 옆 소년은 지속적으로 몸이 무너지는 상태로 앉아 있다.

- 인간 본연의 자연스런 골격구조로 여아는 올바르게 앉아 있는 것이다.

- 소년은 비뚤어진 골격구조로 아무런 도움을 받을 수가 없다.

- 여아의 척추는 곧고 길며 열려 있다. 척추 신경에 가해지는 압력이 없다.

- 소년의 척추뼈는 심하게 압박을 받고 있어, 척수와 척수 신경을 관통하는 자극들이 최적의 조건에서 운동하는 것을 어렵게 하고 있다.

- 여아의 횡경막은 탄력이 있고 자유롭고 편안한 호흡을 할 수 있게 한다.

- 소년의 횡경막은 비틀어지고 굳어 있어서 편안한 호흡은 불가능하다.

- 여아는 몸통의 충분한 공간이 몸 안의 주요 기관들의 효율적인 기능을 가능하게 한다.

- 소년의 신체 기관들은 눌려 있어 제 기능을 발휘하지 못하고 있다.

- 혈액과 림프액, 효소들이 혈관 및 판막 그리고 여러 관을 원활하게 순환하여 건강한 삶으로 이어진다.

- 혈액을 비롯한 몸 속 각종 분비물 순환이 제대로 이루어지지 못하고 있다.

- 여아의 이러한 골격구조의 배열이 깨지지 않는 한, 순탄하게 건강한 삶을 향유하리라고 본다.

- 미래에 심각한 문제를 일으킬 수 있는 잠재적 요인을 내재한 채, 소년의 골격은 여전히 형성되고 있는 중이다.

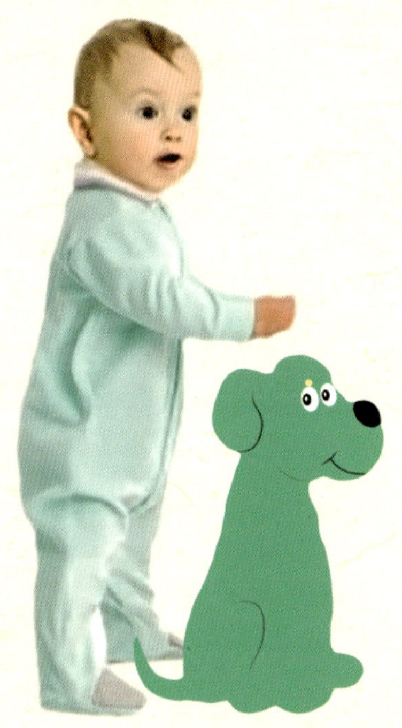

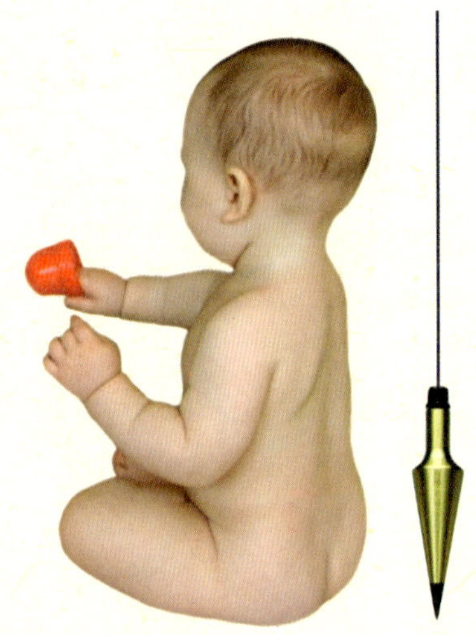

영아와 유아들은 자연스런 유연함과 강건함 그리고 고통이나 통증에서 벗어나 건강하게 살아갈 수 있는 비결이다.

건축업자들이 건물을 지을 때 참조하는 수평·수직을 가늠할 때 쓰는 '다림줄'이 바로, 인체 골격구조 형성의 중심점 역할을 하고 있는 '중력의 수직축'인 것이다.

위 두 아기는 중력의 수직축인 중심선을 따라 배열된 골격에 의해 지탱 하고 있다.

이 아기들의 근육은 과도한 긴장감의 압박에서 벗어나 자유롭다.

또한 관절은 유연하다.

일단 이 아기들이 걷는 것과 서는 법을 완전히 정복하고 나면, 인간 본연의 골격구조의 공학적 설계를 지키며, 별다른 어려움 없이 몸을 움직이게 된다.

자전거 타는 법을 배우는 것과 유사하게, 아기들은 실패를 하면서도 집중적인 노력의 과정을 통해 지지대 역할을 하고 있는 척추 가장 윗부분에 볼링공과도 같은 머리를 균형이 잡히도록 함으로써 올바르게 앉는 법을 배우게 된다. 연습을 통해, 우리 몸의 모든 부분을 지배하고 있는 정교한 균형점인 중력의 수직축 즉 중심선을 찾게 되는 것이다.

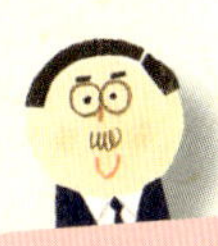

건강한 아기들은 행복한 강아지들과 최소한 한 가지의 공통점을 가지고 있는데, 그것은 바로 행복한 강아지들은 '꼬리를 흔들 때 강아지의 꼬리가 엉덩이 밑으로 쳐지지 않는다는 것이다." 아기가 똑바르게 균형을 유지할 수 있다는 것은, 신체의 맨 윗부분에 머리의 균형을 제대로 맞춘 채 온전히 확장된 척추를 지지할 수 있는 골반의 위치를 발견했기 때문이다.

이와 같이 앉는다는 것은, 아기가 척추의 균형 잡힌 세 중심점의 삼각대 위에 자리 잡았다는 의미로, 여기서 세 중심점이란 척추뼈와 보통 좌골(坐骨) 즉 의학적 용어로는 좌골조면(坐骨粗面)으로 불리는 '좌골(坐骨)뼈'의 앞 가장자리 부분을 가리킨다.

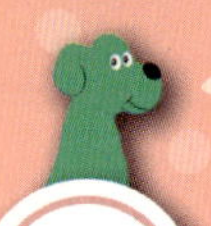

01 행복한 강아지 골반

건강한 아기들은 평생 동안 쉬우면서도 편안 올바른 자세를 유지하는 골반 본연의 위치를 발견한다.

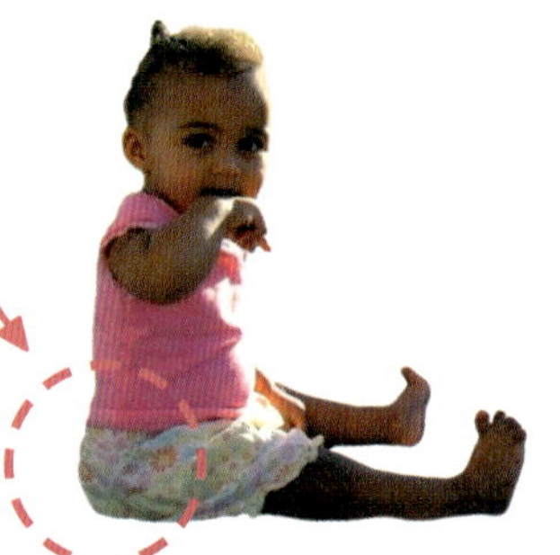 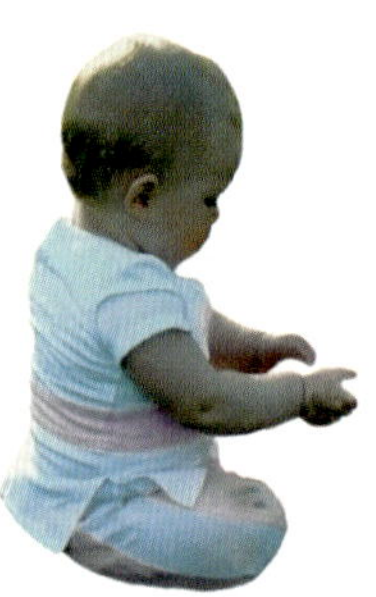 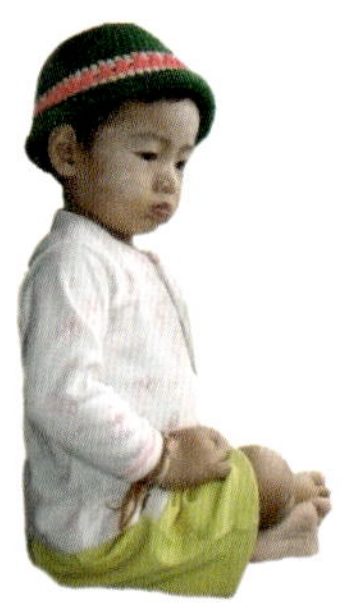 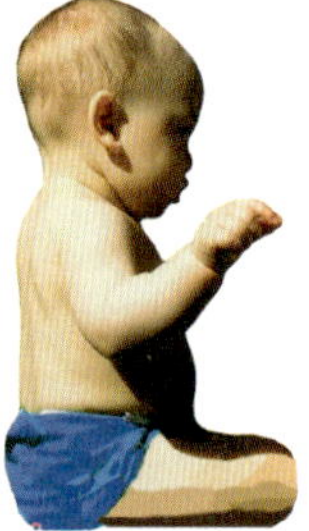 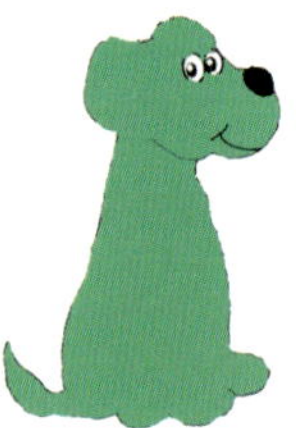

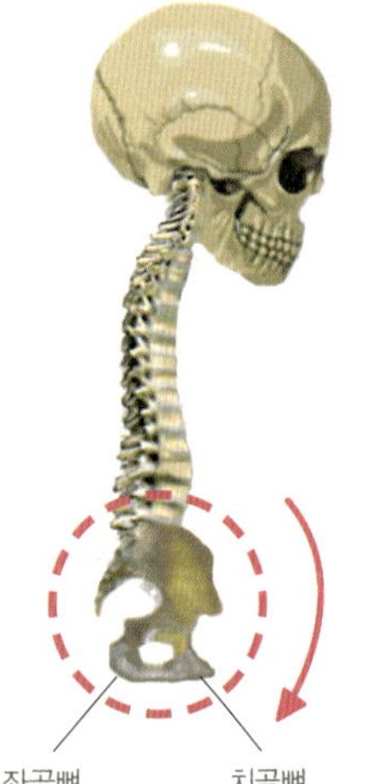

꼬리를 흔드는 골반

골반 본연의 바른 위치가 척추를 바로 세우게 되어 결국 차례대로, 몸통과 머리를 제대로 지탱할 수 있게 해 준다.

위 그림의 아기들은 자기들의 몸무게를 치골뼈 즉 골반 앞쪽으로 향하게 함으로써 올바른 자세를 유지하는 법을 익히고 있다. 이러한 자세가 아기들 자신 안에 있는 중력의 수직축을 발견한다. 이러한 자세에서 골반은 앞쪽으로 기울어지게 된다. 이것을 기억할 수 있는 한 가지 방법은, 골반을 물이 가득 찬 그릇으로 상상해 보는 것이다. 그럼 이 자세에서는 모든 물이 그릇 앞쪽으로 쏟아지게 될 것이다.

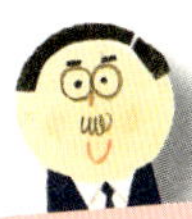

- 유아의 근육은 바르게 정렬된 골격을 지탱하기에 충분한 탄력과 탄성을 가지고 있으며 이완되어 있다.
- 잘 정렬된 골격은 모든 신체 구조를 지지해 주고 있는 틀이다.
- 아기들은 건강한 인간 본연의 몸을 사용하는 데 있어서 롤 모델이다. 아기들은 낙상, 부상, 또는 잘못된 습관으로 인하여, 인간 본연의 근육조직의 변형이나 그릇된 습관이 아직 몸에 길들여 지지 않았기 때문이다.

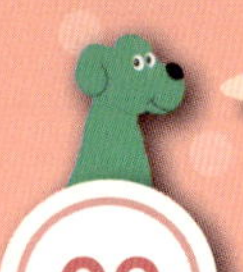

02 불행한 강아지의 골반

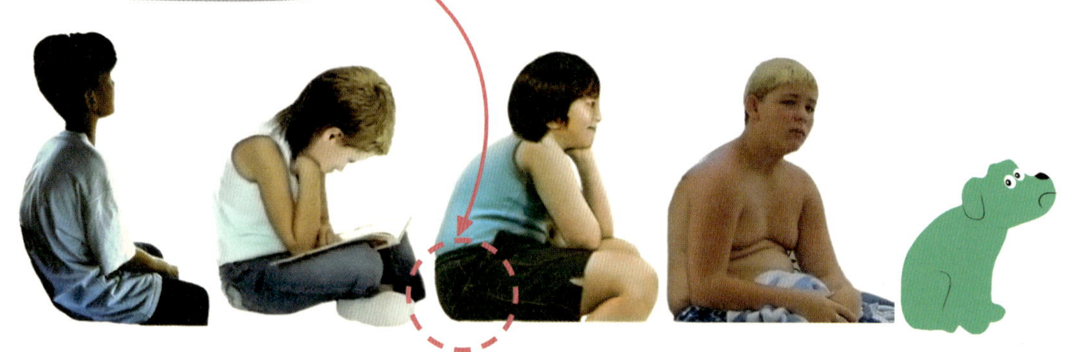

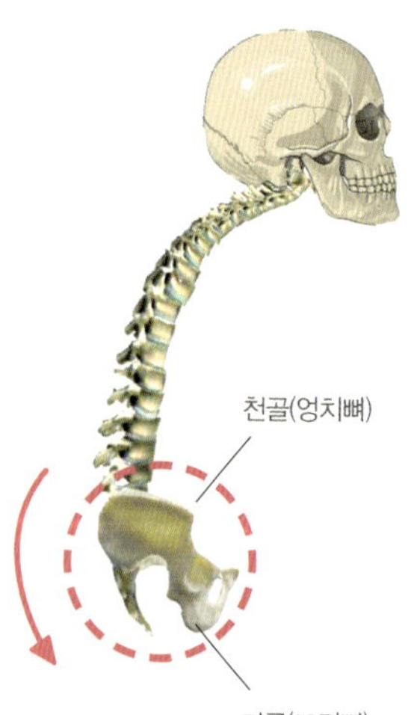

꼬리가 엉덩이 아래로 처진 골반

'밑으로 처진' 꼬리뼈尾骨는 척추가 위치하는 엉치뼈(천골薦骨)의 각도를 망가뜨려, 척추가 내려앉아 불안정한 둥근 모양으로 된다.

척추와 그 척추 맨 위에 위치한 머리의 무게가 좌골뼈의 뒷부분에 가해지게 되면, 척추는 더 이상 몸의 중심축을 따라 배열될 수 없게 되며 수직선을 통해 중력의 힘을 분산시킬 수가 없다.

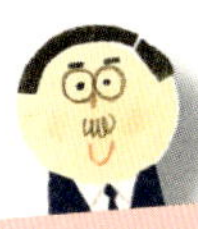

- 우리는 종종 내려앉는 것이 '그대로 자연스럽게 흘러 가는 것' 또는 이완되는 것이라고 생각하지만, 그러나 정렬된 골격의 지지 없이는, 많은 근육조직은 엄청난 스트레스를 받는 것이지 결코 이완되는 것이 아니다.
- 모든 신체구조의 정렬된 골격의 지지가 없다면, 우리의 신체구조는 또한 스트레스 상황에 놓이게 되며, 척추의 앞부분이 눌려 척추 역시 그 자체로 압박을 받는다.
- 최고의 처방은 첫 번째로 언제나 골격 붕괴의 예방이라 할 것이다.

03 자연스럽게 확장된 척추로 쉽고 편안하게 앉기

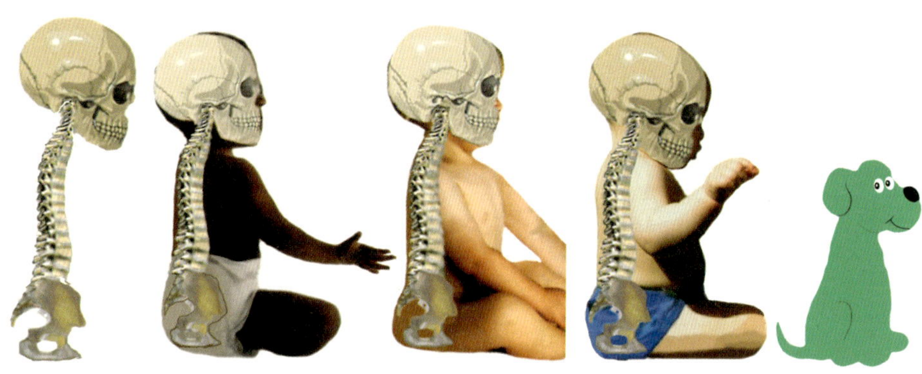

모든 정렬된 척추가 그렇듯, 척추뼈 위에 곧바로 추간판(척추뼈 디스크)이, 이러한 순서대로 척추뼈들과 추간판들이 쌓이게 된다. 이렇게 함으로써 최소한의 근육의 긴장만으로도 똑바르게 설 수 있게 되어, 척추로 하여금 거의 스스로 지지할 수 있는 구조가 된다. 척추의 굴곡은 척추의 무게를 담당하고 있는 척주脊柱에서 가장 현저하게 드러난다. 굴곡은, 척추뼈 관절들이 위치한 척추의 뒷부분인 극상棘狀 돌기(뼈의 가시 모양을 한 돌기; 특히 척추골의 환상環狀의 추궁椎弓에서 등쪽으로 튀어나온 부분)와 (척추골의) 횡돌기(橫突起 척추골의 측면에서 튀어나온 돌기)에서는 거의 두드러지지 않고 있다.

아기들이 중심축을 찾았을 때, 척추의 맨 위에 무거운 머리를 정교하게 위치
시켜 성공적으로 균형을 맞출 수가 있는 것이다.

아래의 사례에서 보는 것과 같이, 올바르게 선 인체의 골격 구조는 성년기를
거쳐 노년기에도 손상되지 않은 채 유지될 수 있다.

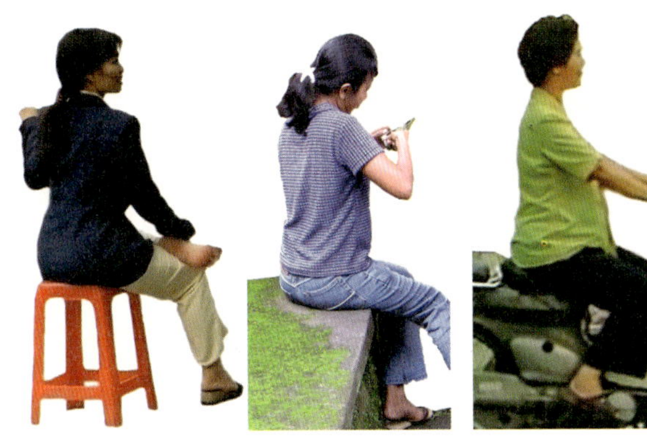
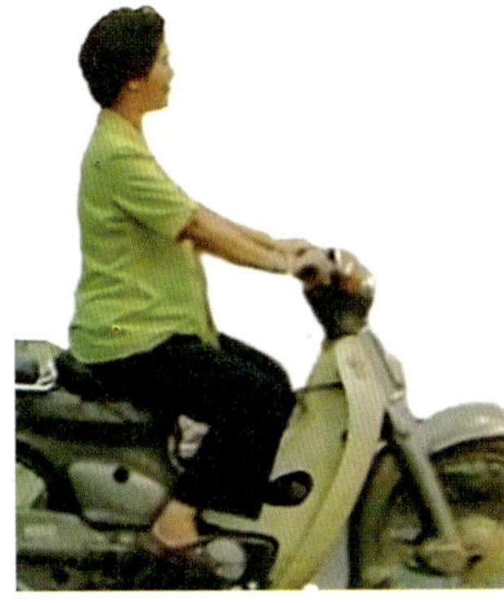
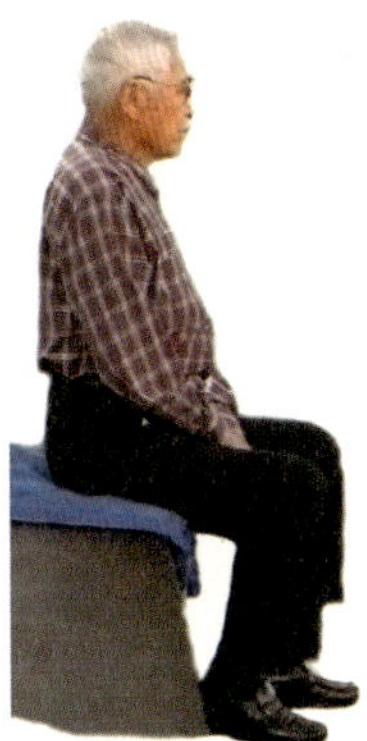

치골뼈

04 비뚤어진 척추로 편안하게 앉기 위해서 고군분투하기

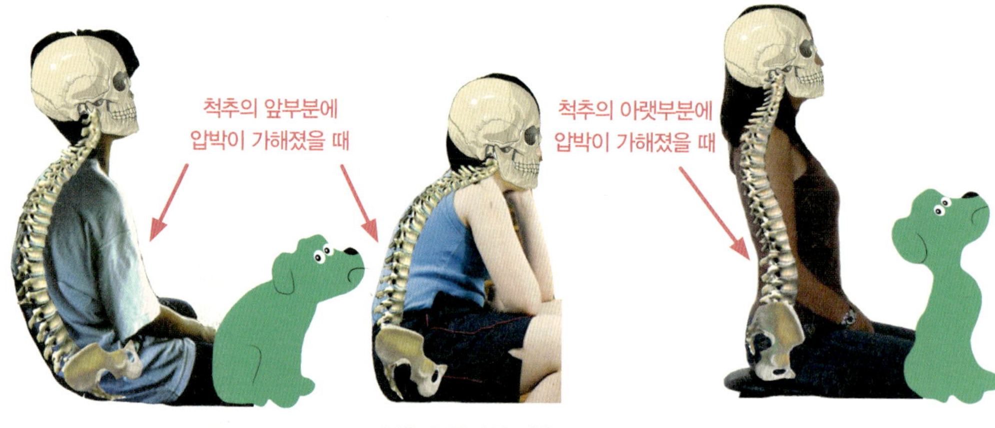

척추가 무너진 경우　　　척추가 무너진 경우　　　과도하게 교정이 된 경우

　　매우 똑바르게 앉으려고 노력하는 것이 종종 과도하게 교정이 되는 경우를 초래하게 된다.(위 끝의 그림) 가슴을 치켜 세우는 것이 허리 아랫부분을 아치 모양으로 휘게 만들어, 추간판이 눌리게 되며, 그 결과 근육이 항상 수축이 되는 상황에 놓이게 된다.

　　옆 그림의 자세들이, 무너지거나 또는 과도하게 교정이 된 경우이든지 간에, 오늘날 수백만의 사람들이 겪고 있는 대부분의 만성통증의 원인이 되고 있다.

"추간판 탈출증"(보통 허리 디스크라고 불리는 추간판이 돌출되어 요통 및 신경 증상을 유발하는 질환), 골관절염, "퇴행성 추간판 질환", 척추관 협착증과 같은 질환들이 만성적으로 골격이 휘어진 상태로 방치되었을 때 발생하는 것으로 추정되고 있다. 만성적으로 골격이 무너진 상태로 살고 있는 사람에게 있어서, 노화의 과정을 그렇지 않은 사람과 비교했을 때, 외형상뿐만 아니라 자신이 느끼기에도 그 차이가 확연하다.

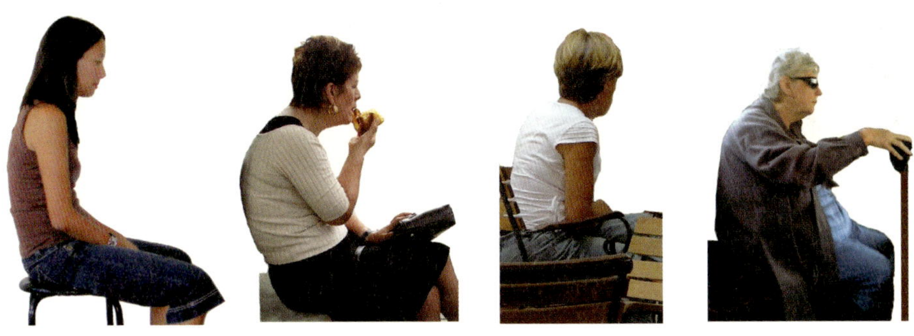

어린이들은 과거에는 열린(바로 선) 척추를 지탱해 주는 정렬된 골반으로 앉을 수가 있었다.

복장과 생활방식의 엄격함을 고루하며 경직된 것으로 혼동하기가 쉬우나, 과거 이 어린이들의 몸은 정렬된 뼈들로 지지되었으며, 그들의 근육은 실제로 이완이 되어 있다. 이 어린이들은 '똑바로 앉아라'라는 말을 들을 필요가 없었

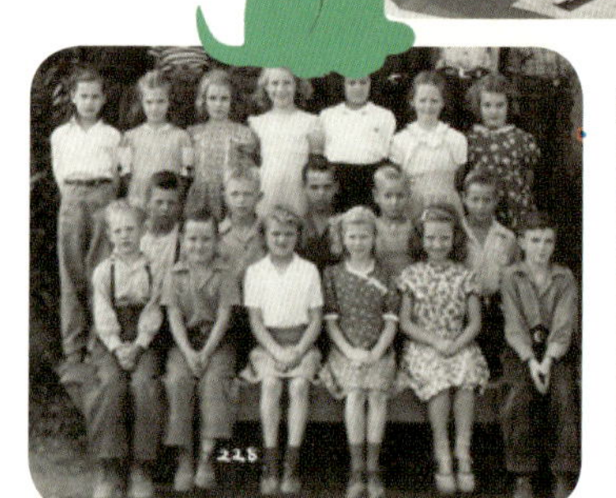

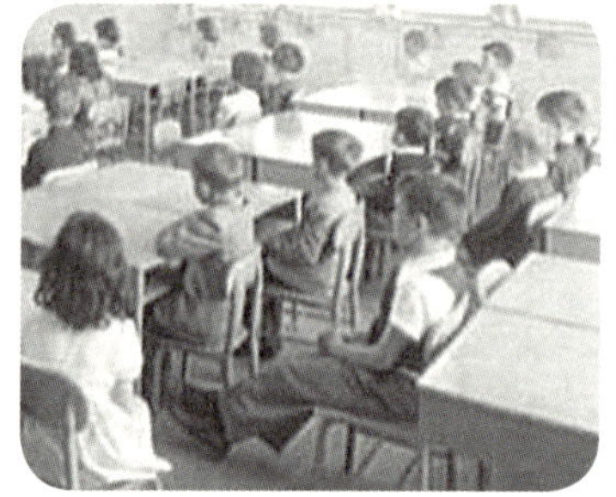

다. 왜냐하면, 그들에게 있어서, 그렇게 앉는 것이 '당연한 것'이었기 때문이었을 테니까. 위 사진의 어린이들은 자연스럽게 앉았다. 이 어린이들이 신체활동을 했을 때 거의 부상이 없었다는 것과 건강상의 문제들을 경험하지 않았다는 것은 결코 우연한 일이 아니다. 건강한 식단의 중요성이 강조되고 있는 반면에, 정렬된 골격의 필요성은 일반적으로 무시되는 경향이 있다.

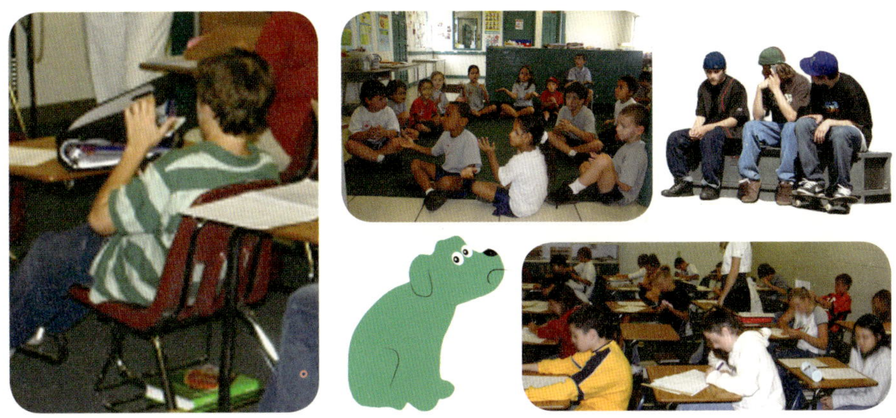

'아래로 처진' 골반은 만성적인 골격구조의 붕괴를 유발하며, 오늘날 점점 더 많은 어린이들로 하여금 의사들이 명명하는 '원인불명의 통증'으로 불만을 토로하는 주요 원인으로 간주되고 있다.

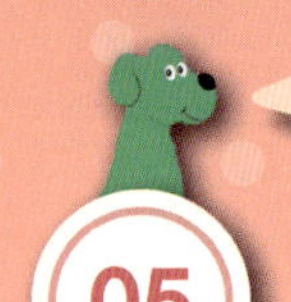

05 자연의 법칙

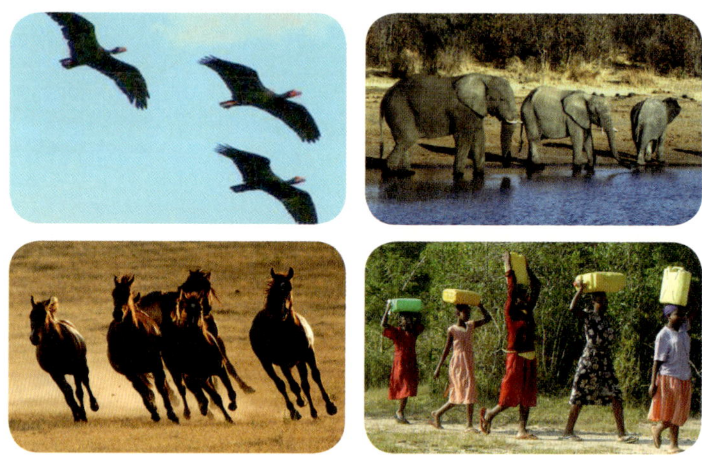

　자연에 존재하는 모든 생물종은 각각의 요구조건에 특수하게 부합되는 공학적 설계도가 있다. 물리학과 공학을 포함하여, 우리 자연세계 모든 것에 적용되는 똑같은 물리학의 법칙을 따르는 근육에 해당하는 도르래와 뼈라고 할 수 있는 지렛대와 같은 시스템이 있는 것과 마찬가지로, 척추동물은 등뼈 즉 척추계를 가지고 있는 생물종이다.

　뼈의 가장 일차적인 임무는 신체의 모든 부분을 지지해 주고 있는 강력한 틀

역할이다. 몇몇의 경우에는 근육조직이 실제로 이러한 골격구조의 역할을 하기도 하지만, 근육의 주된 임무는 골격을 받쳐주는 것이 아니라 골격을 움직이게 하는 것이다. 모든 건강한 아기들은 서거나 걷는 것을 배울 때, 이런 법칙들을 발견한다. 아기들이 올바르게 설 수 있도록 균형 잡는 법을 배울 때, 위 그림의 노란점들에 해당하는 발목, 무릎, 엉덩이, 그리고 어깨와 같은 체중을 지지해주고 있는 관절들이 '다림줄' 즉 중력의 수직축을 따라, 하나의 관절 위에 또 다른

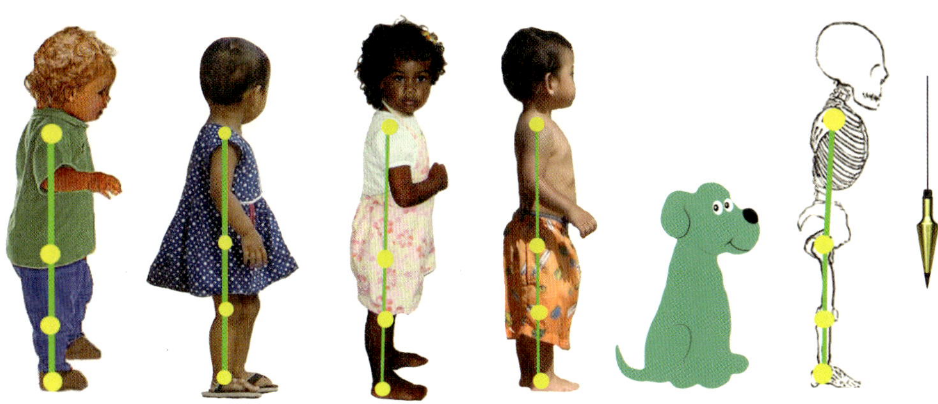

관절이, 이런 식으로 정확하게 쌓여지게 된다. 이와 같은 사실은 정상적으로 기능을 하고 있는 '신체 부분'을 가지고 태어난 세상의 모든 건강한 아기들에 해당된다.

06 지지대 역할을 하는 기둥과도 같은 다리

돌기둥은 수 세기에 걸쳐 사원이나 다른 건물을 떠받쳐 주는데에 사용된다. 이런 돌기둥 중 일부는 몇 천 년이 지나도 변함이 없다. 이것은 돌기둥이 곧바로 수직축을 중심으로 중력의 힘을 분산시키는 이유 때문이다. 우리의 다리뼈들이 완

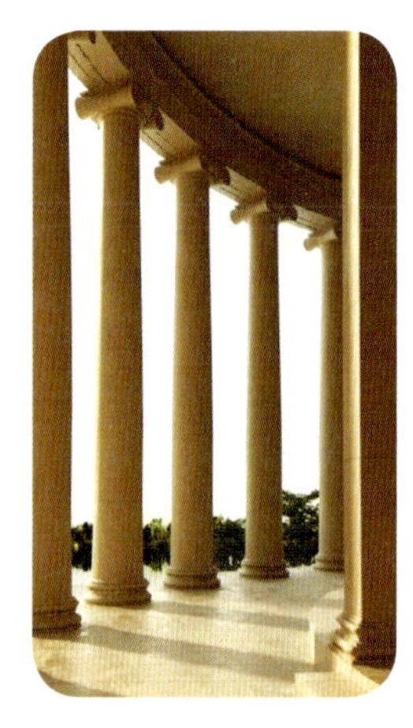

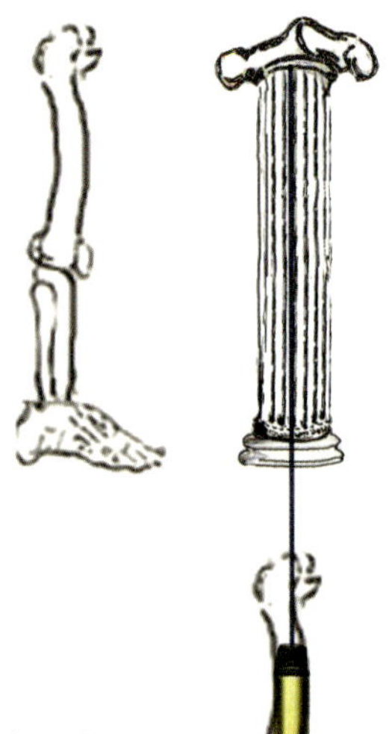

벽하게 곧게 뻗어 있지 않음에도 불구하고(대퇴골 즉 허벅지뼈는 앞으로 돌출되어 곡선의 모양을 하고 있다), 곧바로 중력의 수직축을 따라, 머리 그리고 몸통의 무게와 중력의 힘을 분배시키기 위해서 다리뼈는 발 뼈와 긴밀하게 연결되어 기능을 하도록 설계되어 있다. 발이 다리 뼈를 지지하도록 적절하게 정렬되어 중심선을 따라 각각의 체중지지관절이 배치되도록 골반이 위치하게 되면, 비로소 다리가 기둥이 하는 것과 같은 튼튼한 지지 역할을 할 수 있는 것이다.

　물론 인간의 다리는 돌기둥보다 훨씬 복잡하다. 모든 뼈들은 우리처럼 살아 있다. 인체의 뼈는 구부러지는 관절에서 만나고 연계된다. 그러한 관절 하나가 무릎으로, 우리가 다리를 구부리거나 공중에서 움직이는 것을 가능하게 한다.

　모든 자연스런 움직임은 건강한 관절을 지지하며 근본적인 인체 설계에 순응하고 있는 정렬된 뼈들과 탄성이 있는 근육 간의 특별한 상호연관성을 요구한다. 이러한 설계가 튼튼하게 잘 정렬되어 있을 뿐만 아니라, 유연하기까지 한 움직임을 제공하고 더불어 충격을 흡수하는 하나의 특징적인 것에도 기여 하고 있다.

07 과거의 서 있는 자세

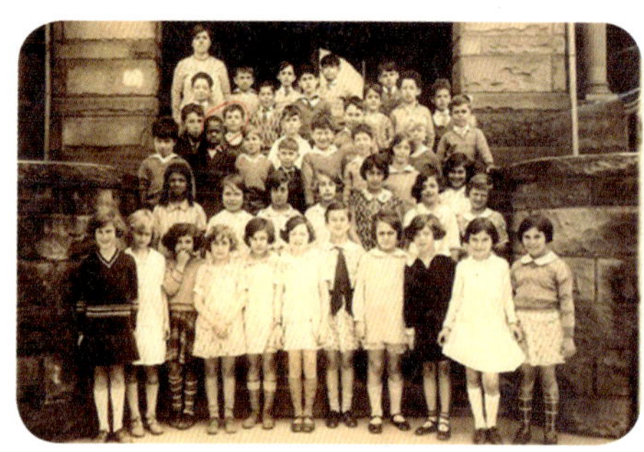

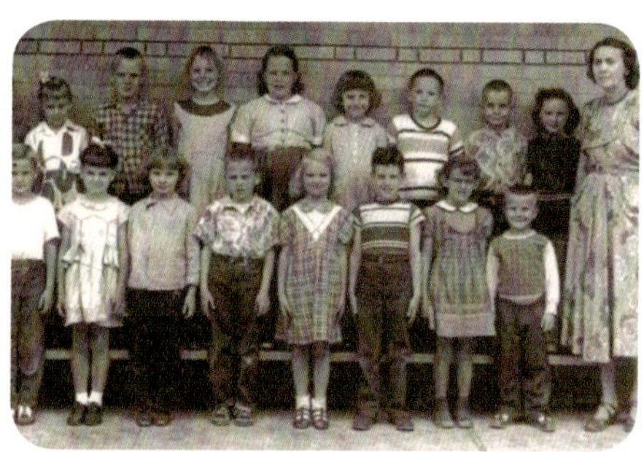

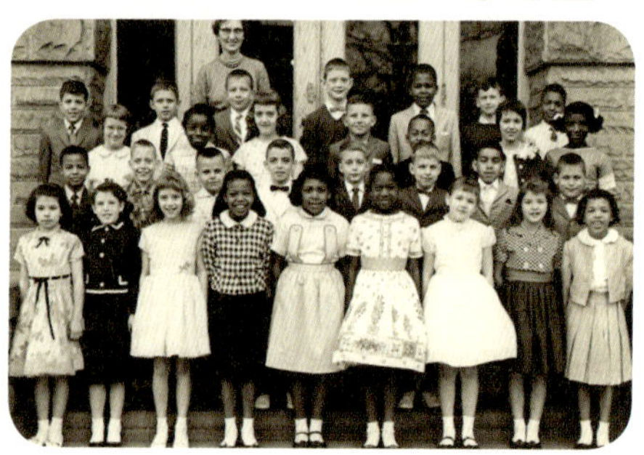

불과 몇 십 년 전까지만 해도 대부분의 미국 어린이들은, 두 다리로 서 있든 아니면 한 다리로 서 있든지 간에(위 그림), 잘 정렬된 다리뼈들이 지지해주는 기쁨을 누릴 수가 있었다. 이것이 중력의 힘이 수직축을 따라 분산시키게 해 주었다.

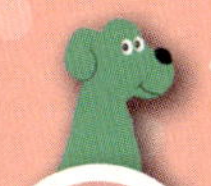

08 그리고 현재는

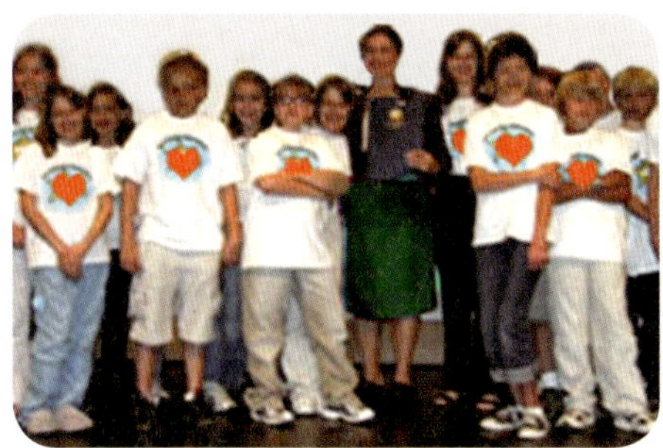

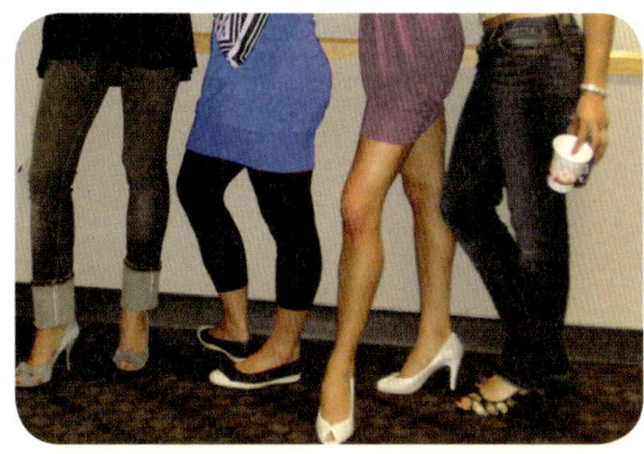

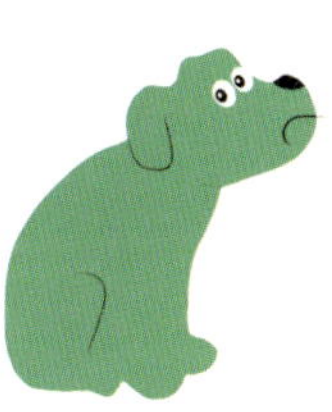

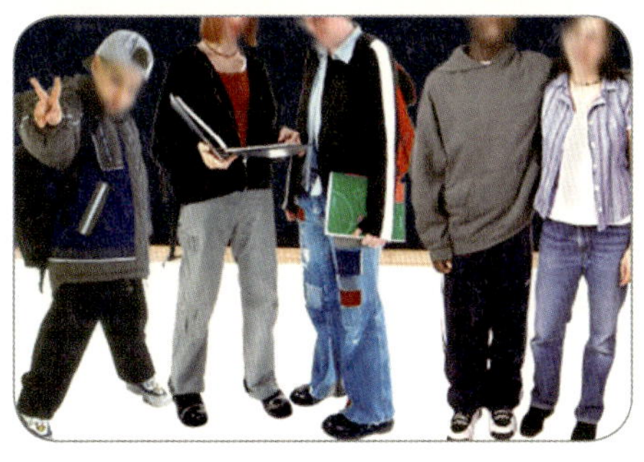

오늘날 취학 아동들이 튼튼하게 정렬된 다리뼈들의 지지를 여전히 유지하는 경우는 많지 않다. 정렬된 다리의 지지가 없다면, 중력의 힘이 관절들과 추간판에 쏠리게 되고, 해를 거듭할수록 점점 더 많은 만성적인 신체구조적인 문제들이 발생한다.

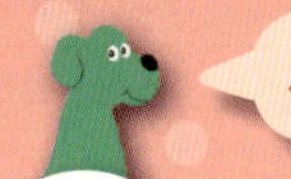

09 정렬된 뼈들이 주는 놀라운 힘

인간 본연의 자연스런 정렬을 지니고 있는 어린이들은 엄청난 자연적인 에너지를 보여준다. 많은 어린이가 머리 위에로 물양동이를 나르고 등에는 형제자매를 업고도 손쉽게 마을과 집안일에 참여하고 있다. 우리는 이런 일을 '허리가 휘어지는' 노동이라고 생각할지도 모르나, 정렬된 뼈들이 무거운 짐을 운반하게 될 때, 비록 어린이라 할지라도 크게 힘들지 않게 이러한 일을 할 수가 있는 것이다.

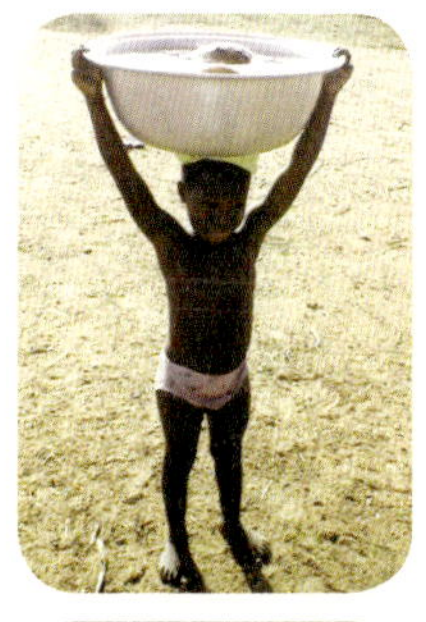
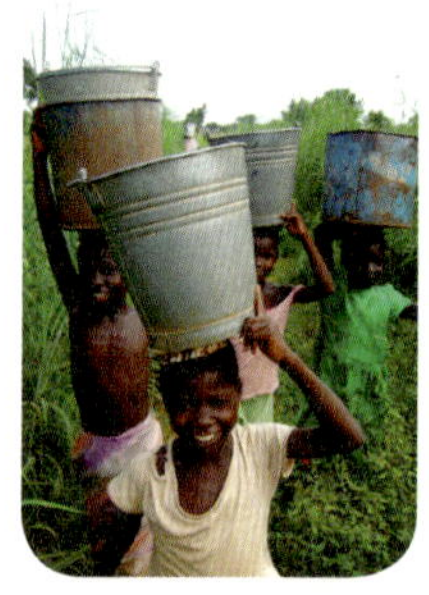
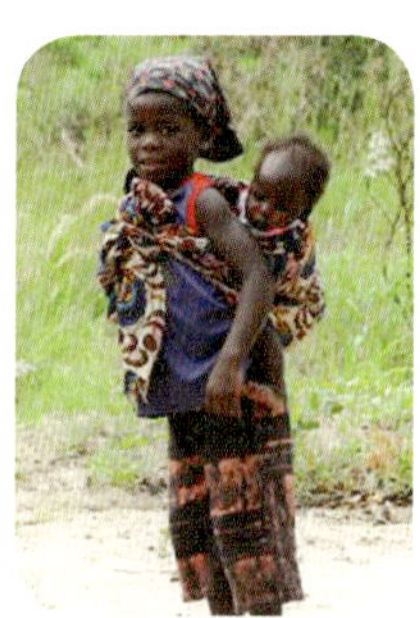
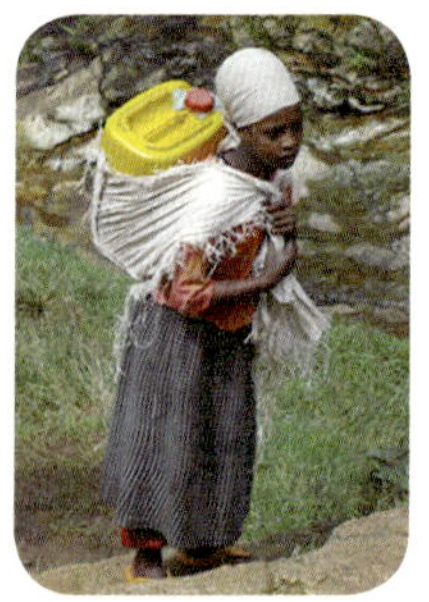
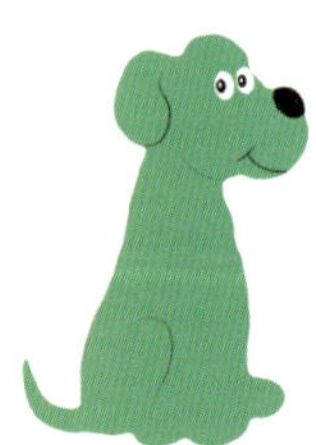
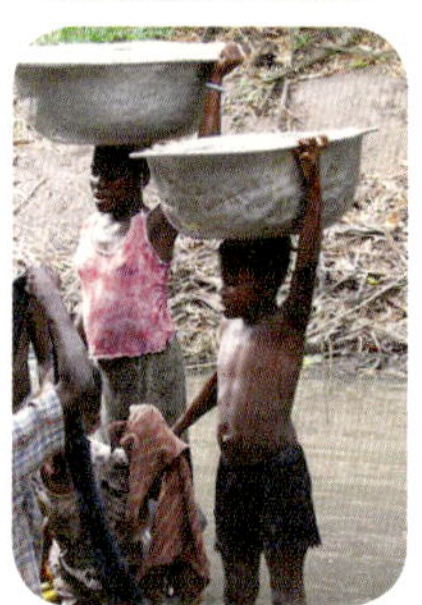
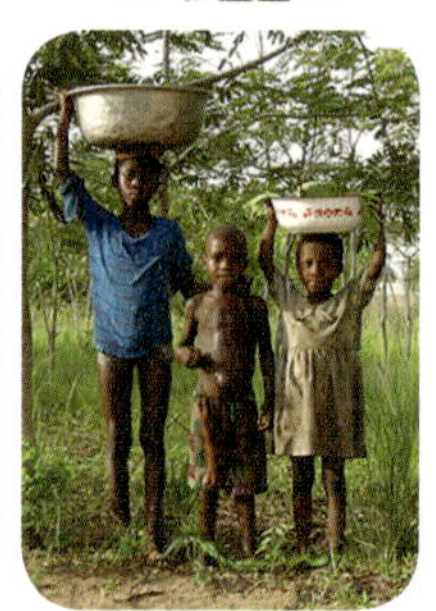
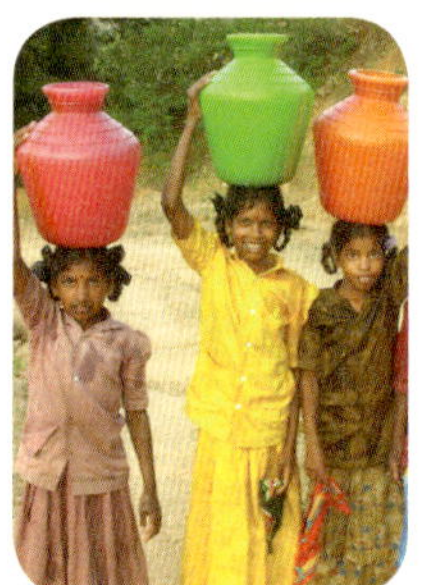

정말로 건강한 체형은 어떤 모습일까

성인들이 머리 위에 무거운 짐을 쉽게 나른다고 해서 그들이 힘이 센 것이 아니라, 성인들의 뼈가 잘 정렬되어 있기 때문에 성공적으로 그렇게 무거운 물건들을 나를 수가 있는 것이다. 이것이 바로 자연적으로 힘이 세다는 것을 보여주는 결정적 증거라고 할 수 있다.

일부의 여성들은 전혀 통증이나 척추 질환 없이, 수 십 년동안 매일같이 머리 위에 무거운 짐들을 이고 나른다. 이 여성들은 결코 '헬스클럽'이나 요가에 대해 들어본 적이 없을 것이고, 그럼에도 불구하고 이 여성들이 자연스런 유연함과 진정한 체력 그리고 크게 힘들이지 않는 것으로 그네들의 건강을 규정짓게 한다.

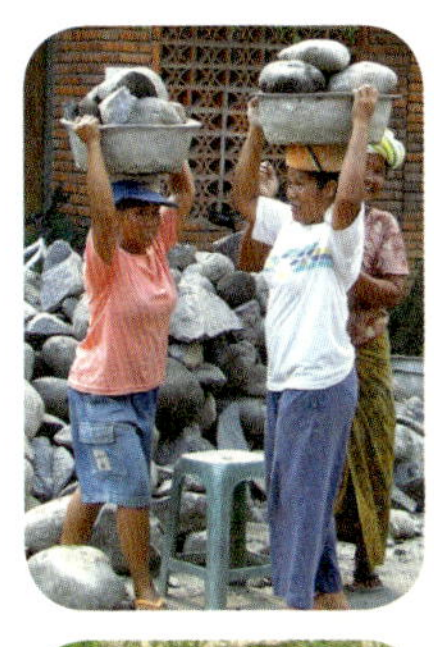
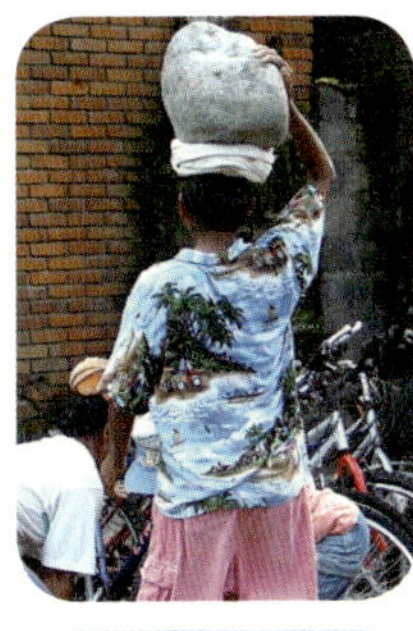
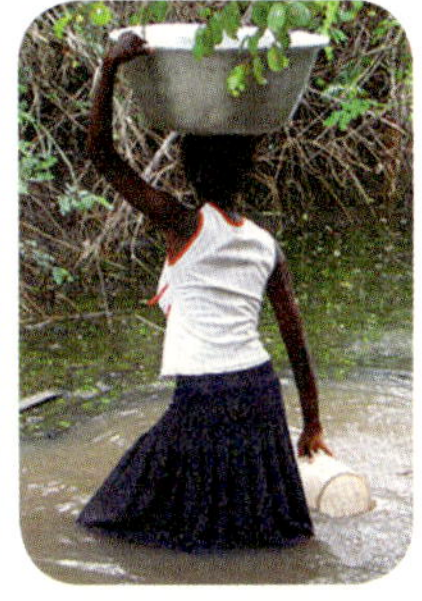
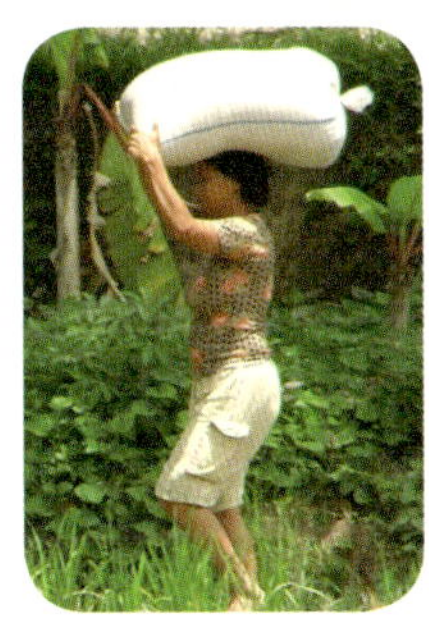
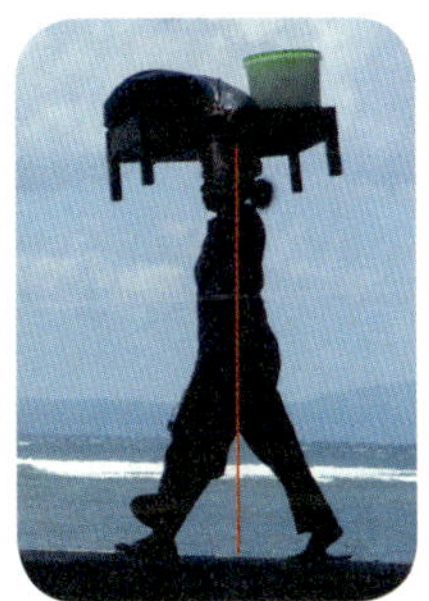
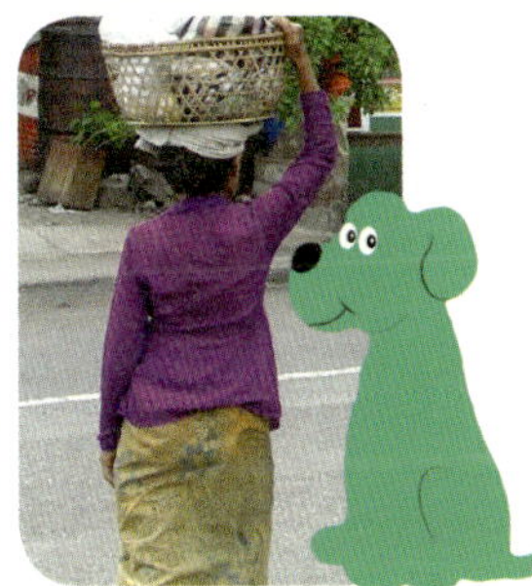

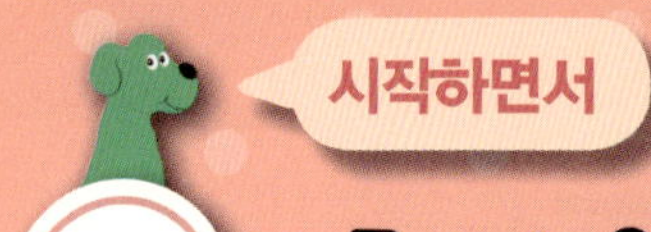

11 중력을 파트너로 생각할 것

아래 그림의 사람들의 체중지지 관절은 수직축을 따라 정렬되어 있기 때문에, 그들의 척추는 어떤 압박도 없이 열려 있는 상태를 유지할 수가 있다. 길게 뻗어 위로 올라가는 척추는 아래로부터 머리를 지지하며 목은 길어지고 이완 된다. 일상생활을 하는 데 있어서, 이 사람들에게 요구되는 근육의 긴장은 최소한으로 줄어든다. 이런 이유로 무슨 일을 하든, 그들은 편안하게 이완된다.

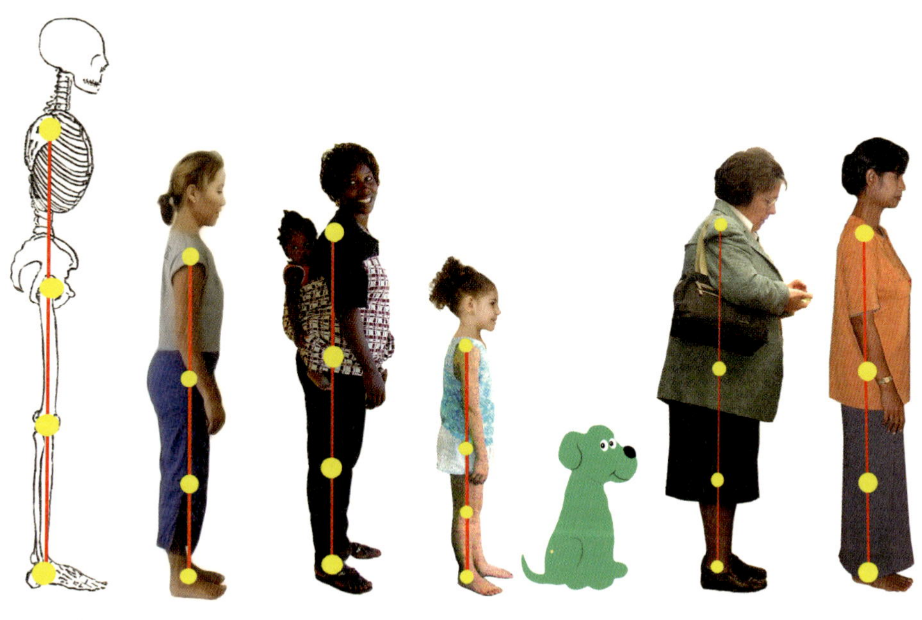

이러한 조건들이 유연성을 유지시켜 줄 뿐만 아니라, 진정한 체력을 보존시켜 활력이 넘치는 삶을 노년기로 연장시키는 것이다. 우리가 이 세상 어느 곳에서 우연히 태어난다 해도, 그것이 바로 우리 생물종의 진화과정의 표본이다. 모든 건강한 어린이가 중심축을 발견하는 것과 대조적으로(물론 이 어린이들은 자신들이 그랬다는 것을 알지 못한 채), 문명기술이 고도로 발달한 곳에서 살고 있는 성인들의 극히 일부분만이 유년기를 거치면서 이와 같은 정렬된 골격을 유지하고 있을 뿐이다. 골격구조와 관련된 다른 무수한 질환을 비롯하여 어느 정도의 허리 통증을 보고하는 사람들의 발생정도가 현대문명사회에서는 상위 80%를 차지하고 있는 반면에, 몸을 쓰지 않도록 편안한 생활양식에 기여 하는, 예를 들면 자동차, 세탁기, 컴퓨터, 전동 잔디깎는 기계, 각종 전동도구들, 그리고 큰 안락의 자들과 같은 '문명의 이기들'이 거의 없는 곳에서 살고 있는 사람들에서는 이 수치가 현저하게 떨어지고 있다는 것이다.

그러나 정작 관건은, 사람이 어느 정도의 활동을 하는가가 아니라, 어떻게 활동을 하느냐에 달려 있다. 이것이 많은 사람이 운동을 하거나 육체적으로 힘든 일을 할 때, 왜 많이 다치는지를 설명해 주고 있다.

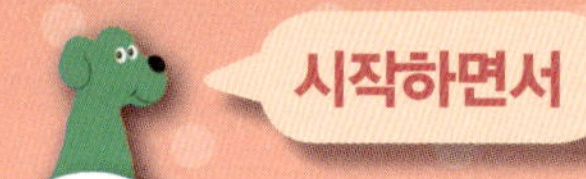

12 중력에 반(反)하는 사람들

    관절을 수직축에서 벗어나게 하면 몸이 연쇄적으로 무너지는 악영향을 미치게 한다. 중력의 힘이 수직축을 통해 분산될 수 없게 되고, 머리의 무게가 척추와 몸 곳곳에 있는 관절에게 쏠리게 된다.(무거운 바위들이 하나씩 그 위에 또 하나씩 쌓이는 것과 같이)

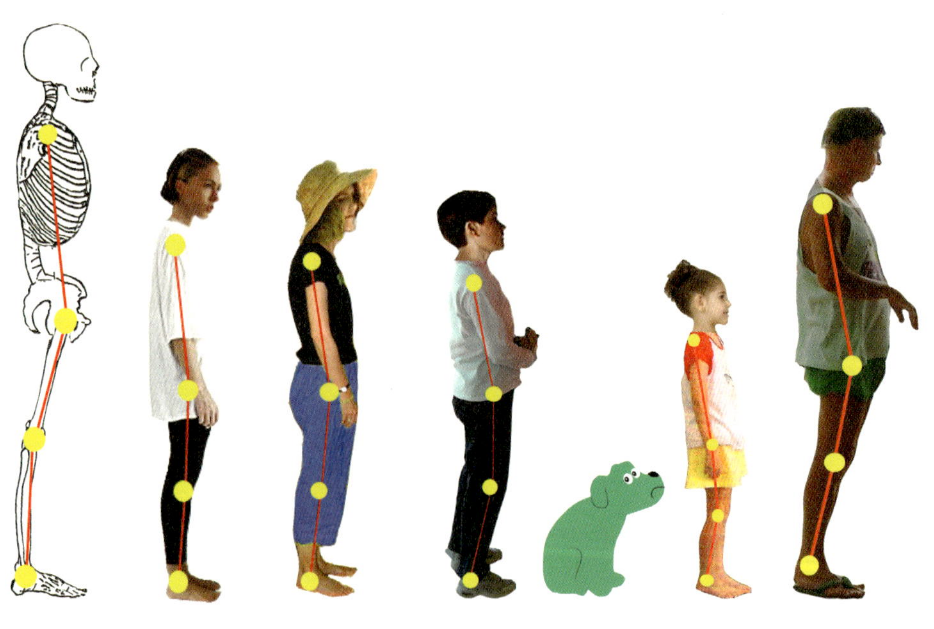

시간이 흐를수록, 관절이 약해지고 쉽게 경직되며 부상을 입게 된다. 척추는 끊임없이 무게에 눌리는 공격을 받게 되고 그 자체의 무게도 지지할 수 없게 되고 만다. 긴장되고 경직된 근육은 결국 제 역할을 못하고 느슨하게 되어 서서히 통증과 고통을 유발한다. 인대와 연골이 수 십 년에 걸쳐 닳아 골관절염과 같은 '마모磨耗' 상태가 된다. 척추에 지속적인 압력이 가해지면, 근육경련, 추간판, 신경의 눌림, 척추관 협착증, 그리고 '퇴행성 질환'과 같은 질병을 유발한다. 허리를 구부리거나 의자에 앉았다 일어나기 같은 간단한 동작에도 체중지지관절에는 끊임없이 압박이 가해지기 때문에, 제대로 된 골격구조의 지지가 되어 있지 않은 사람들에게 고관절(엉덩관절)이나 무릎 인공관절수술은 흔히 볼 수 있는 상황이다. 두 말할 것도 없이 그런 사람들이 부상의 위험에 더 노출되어 있다.

전반적으로 몸의 뻣뻣함과 모호한 만성적 통증과 더불어, 피로감은 골격구조가 무너진 사람들에게 나타나는 일반적인 증상이다. 신경계는 끊임없이 공격을 받게 되면, 신체활력의 상실이 계속되는 악순환으로 이어지게 되고, 각각의 문제들이 복합적이 되어 합병증과 다발성 증상으로 심각하게 되는 것이다. 희망적인 뉴스는 어떤 연령대의 사람들도 자신들의 뼈를 정렬하는 법을 배울 수 있고 이러한 문제점들 중의 많은 부분에서 해결책을 찾을 수 있다는 것이다. 물론 많은 연습과 그 효과는 정말로 크다는 것이다!

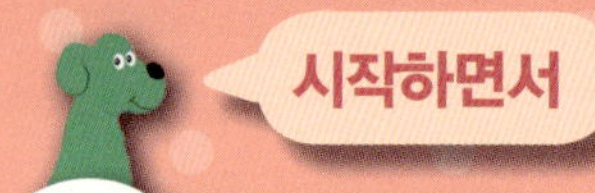

13 중력에 대항하기

뼈들이 제대로 정렬되지 않았을 때 발생하는 신체의 무너짐을 막기 위한 시도를 하는 과정에서, 우리는 어떤 자세가 '바른 자세'이며 그 자세는 어떤 모양을 취하는지에 대해 사회적으로 잘못된 인식을 하고 있다. 이른바 올바른 자세라는 것을 하기 위한 일반적인 지침은 엉덩이는 들어 올리고, 배는 집어 넣으며, 가슴은 쫙 펴고, 어깨는 뒤로 젖히라는 것이다. 이런 자세로 서 있는 많은 사람은

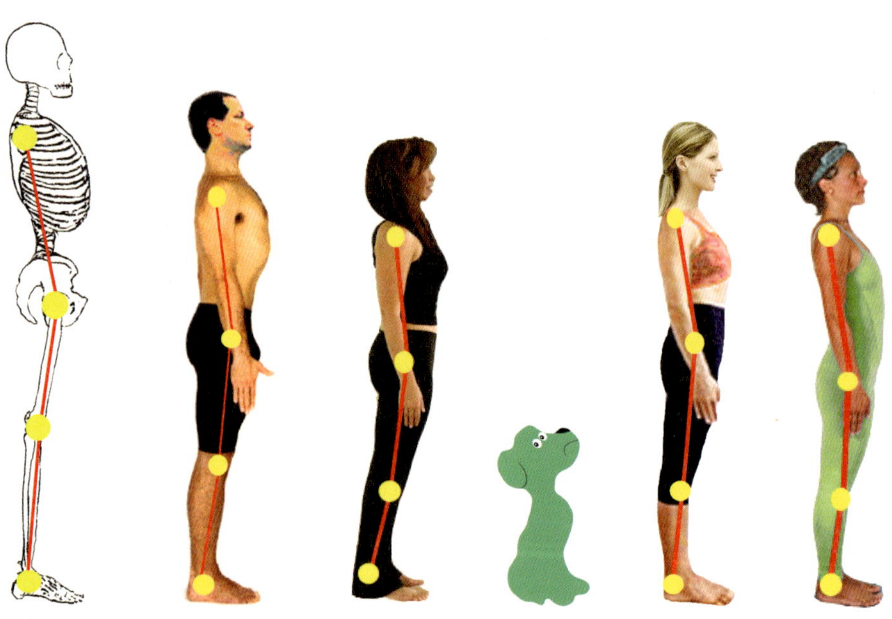

또한 무릎을 완전히 쫙 펴는 것이 습관처럼 되어 있다.

　현재의 건강 트렌드에서 빠지지 않는 이와 같은 '이상적인' 자세는 척추를 압박하고 우리의 몸을 '곧게 서 있게' 하기 위해서 근육의 긴장을 많이 유발시킨다. 근육의 힘을 축적시키는 것이 종종 스태미너의 증강이라는 이점을 가져 오고, 스트레칭이 일시적으로 긴장을 풀어주기 때문에, 때때로 누적된 문제점이 드러나기에는 시간이 걸릴 수가 있는 것이다. 이런 이유로, 이러한 자세가 습관화가 된 사람들은 그들의 일상적인 운동에 거의 '중독'이 되어, 좋은 컨디션을 유지하기 위해서 이런 운동들이 필요 할 것이다. 그리하여 종종 중년이 지나서야 등산 시 허리통증, 아침 기상 시 몸의 뻣뻣함, 무지외반증 건막류라고 불리는 엄지발가락 안쪽이 꺾여버린 돌출부위의 통증, 그리고 요가 수업후의 무릎과 엉덩이 통증이다. 잘못 정렬된 골격에서 행해지는 어떤 운동도 궁극적으로 모든 문제의 원인이 되고 있는 반복적이고 기계적인 몸의 사용을 공고히 해 주는 역할을 할 뿐이다. 우리가 기울이고 있는 많은 노력이 그릇된 방향으로 나아가고 있다는 것을 알게 되는 것은 참으로 실망스러운 일이 아닐 수 없다. 그러나 우리에게 희망적인 뉴스는 확고한 의지가 수반된 연습과 함께라면, 우리는 우리의 몸을 '본연의 모태'로 점진적으로 되돌려주는 방식으로 운동하는 법을 배울 수가 있다는 것이다.

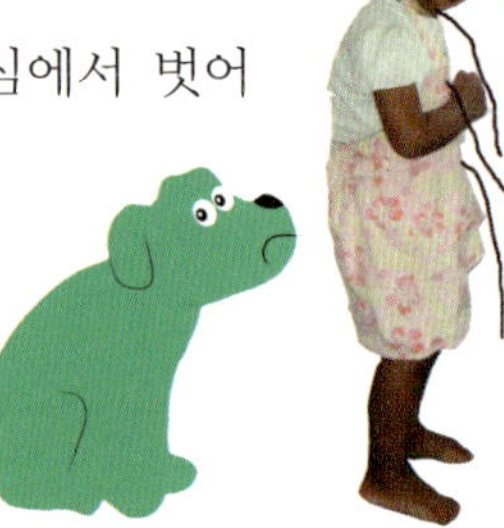

비록 이와 같은 자세가 오늘날 많은 성인들이 취하고 있는 대표적인 자세라고 할지라도, 아주 어린 아이가 그와 같은 부자연스러운 방법으로 서 있는 것을 상상하는 것은 이상한 일일 것이다. 이러한 자세는 어린 아이의 몸 앞부분에 꼭두각시 인형줄을 부착하고 중심에서 벗어나 아이의 몸을 앞으로 그리고 위로 잡아당길 때 취해질 수 있는 자세일 것이다. 이러한 자세의 심각한 문제는 체중지지관절이 중심선에서 이탈되어 골반이 올라가고 척추를 아치 모양으로 만들어 압박을 한다는 것이다. 이것의 유사한 자세가 중력의 중심축이 무너진 사람들이 취하고 있는 자세이다.

꼭두각시 인형줄을 자르면 아이의 몸은 아래로 처지게 된다...

아이를 서 있게 만드는 인형줄이 잡아당겨주는 '긴장'이 없다면, 이 여자 아이는 무너지고 말 것이다. 중심축에서 벗어나 잘못 정렬된 골격이 바로 구부정한 자세의 가장 일차적인 원인이며, 이 사실은 널리 간과되고 있다.

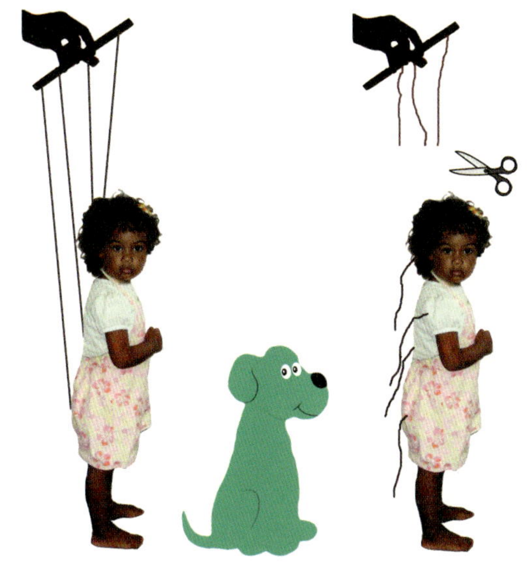

만약 인형줄이 유아의 뒤쪽에 부착되어 있고 이 줄이 끊어진다면, 이 여자 아기는 무너지지 않을 것이다. 대신에 이 아기는 정렬된 뼈들과 이완되고 건강한 탄성이 있는 근육들 간의 상호작용의 힘에 의해 계속해서 지지될 것이다. 건강한 근육은 만성적으로 수축이 되거나 느슨하지도 않기 때문이다.

이것이 어린이가 똑바로 서 있는 자세에서 쉽게 균형을 잡을 수 있도록 해 주는 중력의 중심축을 찾았을 때 비로소 정렬된 뼈들로 취해지는 안정적인 자세임을 확실하게 증명해 주는 것이라 하겠다.

피부조직 안에 있는 골격을 '보자'

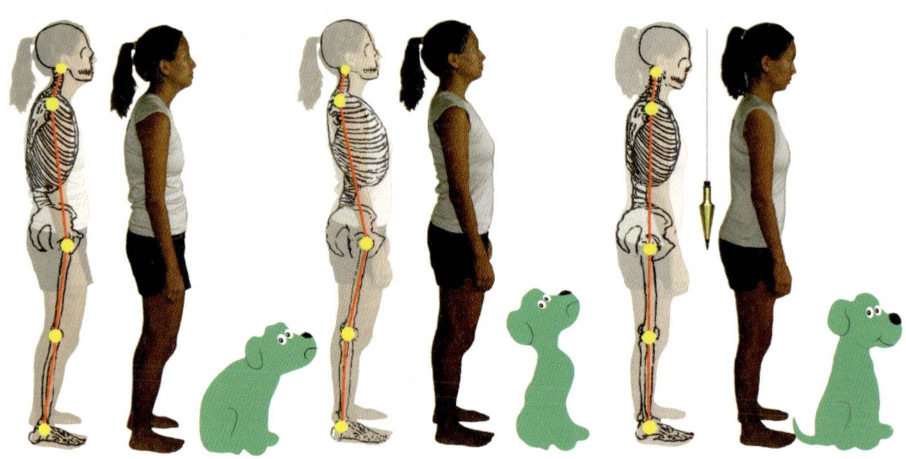

정렬된 '바른 자세'를 한 꼭두각시 인형

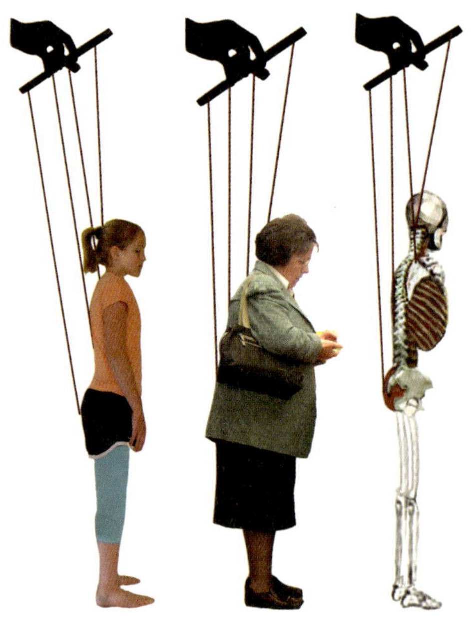

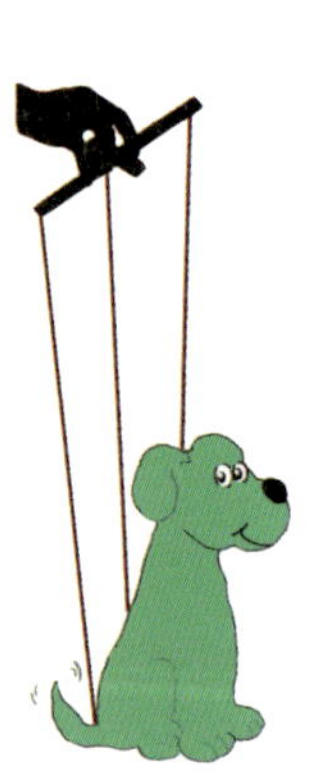

'바른 자세'를 취하고 있는 인형은 마치 가상의 인형줄이 몸 뒤쪽을 따라 핵심점에 부착된 것처럼 서 있다. 물론 이 자세가 지지되는 것은 인형줄이 아니라, 정렬된 골격구조의 튼튼한 지지에 의

한 것이다. 그런 골격에 붙어 있는 근육은 그러므로 자연스럽게 탄력적일 수가 있는 것이다(너무 팽팽하거나 수축되지도 느슨하거나 쫙 펴지지도 않았다는 의미). 건강한 근육은 탄력적임으로 일차적 업무인 뼈를 쉽게 움직일 준비가 되어 있는 것이다. 우리는 우리 자신으로 하여금 몸 전체에 있는 근육조직은 '운동'을 통해서 강화시켜주어야 한다는 잘못된 믿음으로 안내하고 있다.

이렇게 서 있는 방법은 가슴을 위로 쫙 펴고 어깨는 뒤로 젖히면서 똑바로 서 있도록 배운 사람에게는 다르게 보일 수가 있다.

위로 당겨져 긴장된 인형

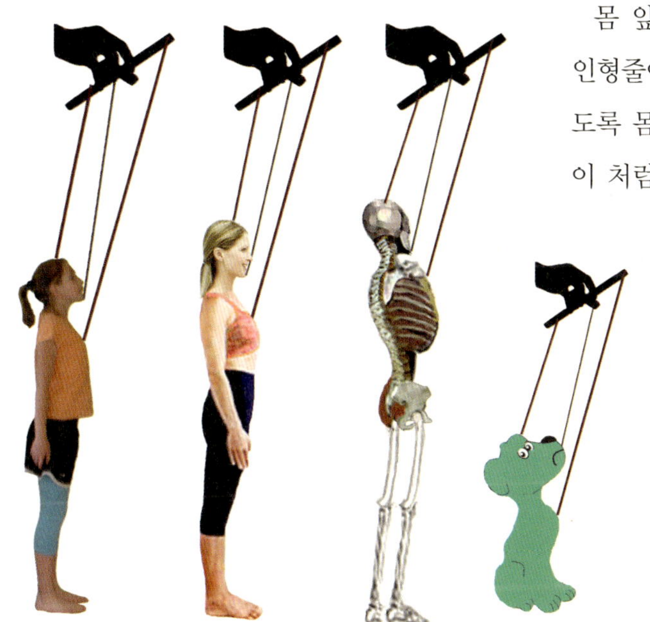

몸 앞쪽에 부착된 가상의 인형줄이 중심축에서 벗어나도록 몸을 잡아당기고 있다. 이 처럼 위로 당겨진 자세는 몸을 유지하기 위해 고강도의 긴장이 요구되는데, 정렬된 뼈가 더 이상 이런 일을 할 수가 없기 때문이다. 가슴과 턱이 위로 당겨지기 때문에, 척추를 중심으로 한 근육이 팽팽해지게 된다. 많은 사람이 안정하게 바닥에 서 있는 것과 동시에 긴장의 이완을 목적으로 취하는 자세인 타다사나^{Tadasana} 즉 요가의 산자세(두발을 모으고 똑바로 서서 양발엄지와 뒤꿈치가 서로 맞닿도록하고, 양손은 엉덩이옆에 가지런히 내려놓는 자세)를 연습하는 것은 아이러니가 아닐 수 없다. 안정하게 바닥에 서 있는 것과 긴장의 이완이라는 두 가지 효과는커녕 긴장을 늦추는 것도 중력이 정렬된 뼈를 중심으로 분배될 수 없고, 근육이 이런 잘못 정렬된 자세를 강요받을 때에는 가능하지가 않다.

구부정한 '잘못된 자세'의 인형

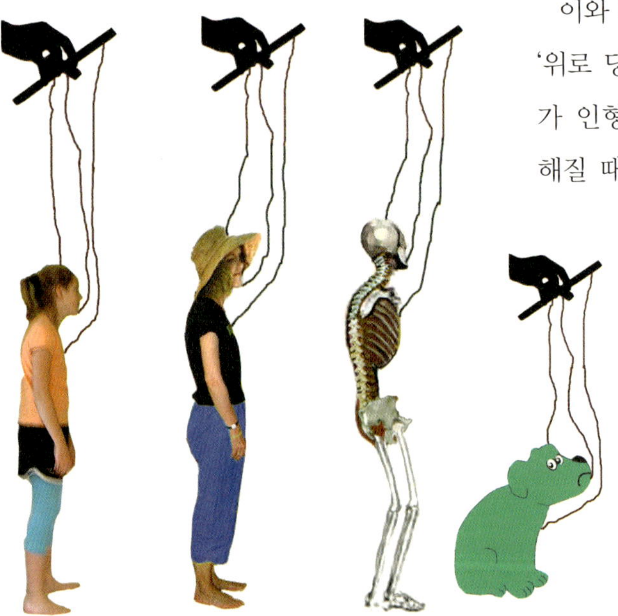

이와 같은 자세는 앞 그림의 '위로 당겨진' 자세로 서 있다가 인형의 줄이 갑자기 느슨해질 때 나타난다. 팽팽한 줄이 없다면, 즉 근육의 긴장이 없다면, 당신의 몸을 지지해주는 정렬된 뼈에 의지할 수가 없기 때문에, 당신은 가라앉고 무너지게 된다. 왼쪽의 모형들이 앞의 모형들과 그리 다르지 않은 이유는 이 모형들 중 어느 하나도 정렬된 다리들과 골반에 의해 지지되고 있지 않다는 점이다. 앞의 모형들은 가슴을 치켜 올리며 서 있게 하기 위해서 또한 그렇지 않으면 불가피하게 무너지는 것을 막기 위해서 끊임없이 근육의 긴장을 단지 사용하고 있을 뿐이다. 헬스클럽의 운동 프로그램을 통해 현재 강조되고 있는 근력강화의 많은 부분이 만성적 신체의 붕괴에 대응하려는 시도이다.

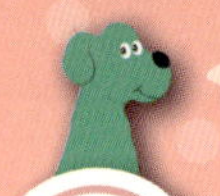

14 가지런한 골격으로 사는 삶

편안하게 나이 들어가는 것 인체 본연의 골격의 정렬이 망가지지 않은 채, 70대, 80대, 그리고 그 이후까지 나이를 먹는 사람들은 바르게 뻗은 척추와 진정한 활력과 유연성, 그리고 에너지가 넘치는 충만한 인생을 누리게 된다. 이러한 혜택들이말로 그들이 '해피 도그(Happy Dogs 좋은 자세를 하고 있는 사람들)'로 평생을 살아 온 숭고한 결과물인 것이다.

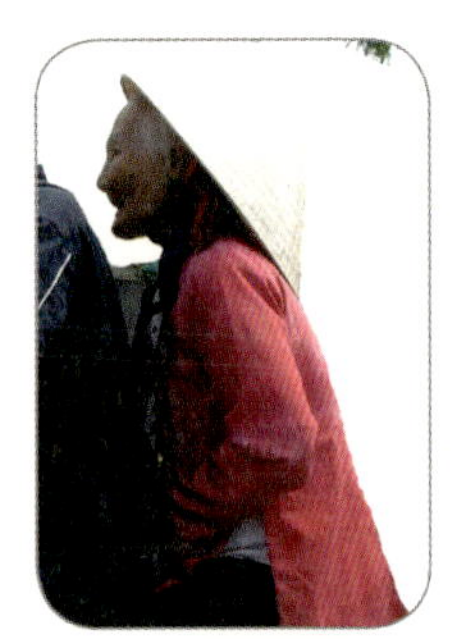

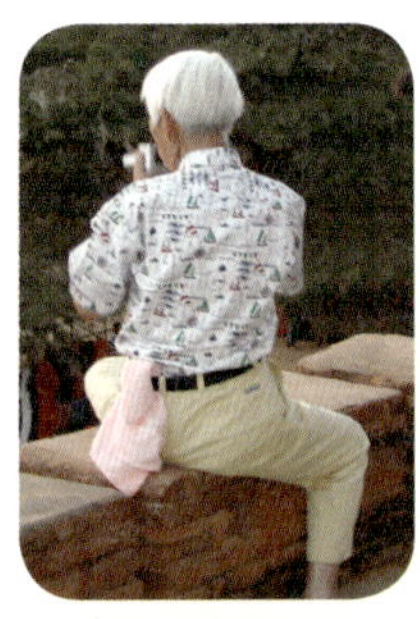

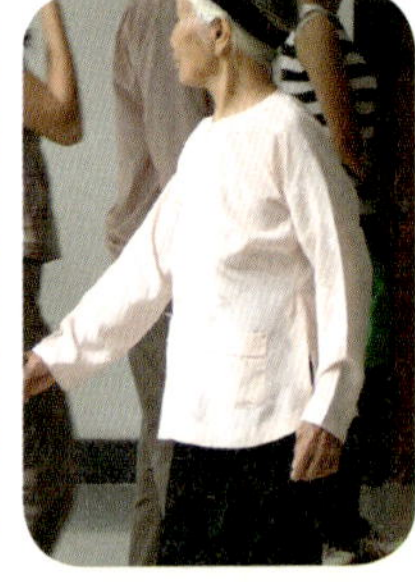

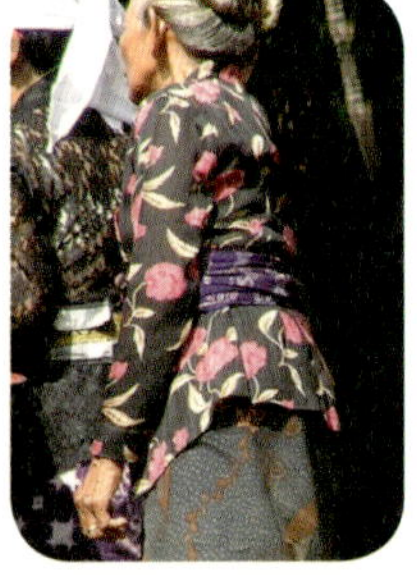

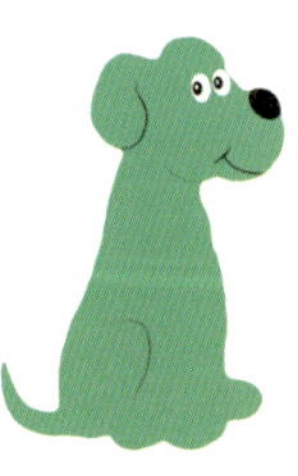

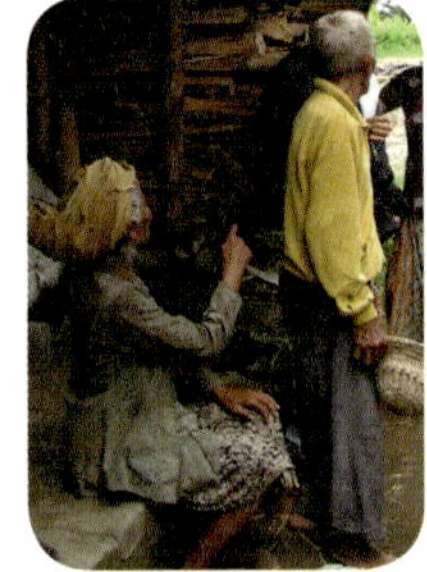

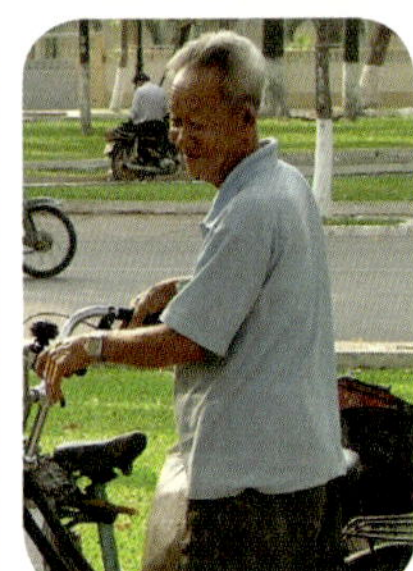

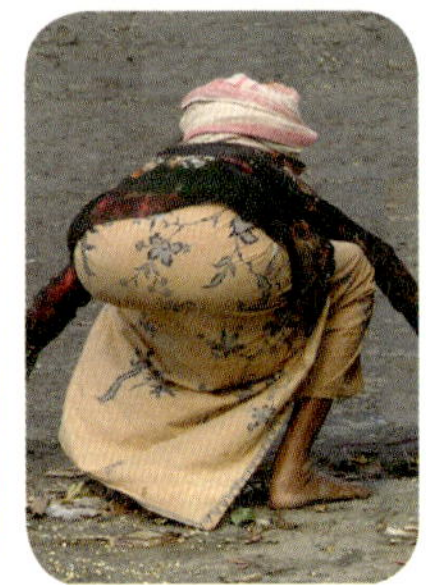

15 잘못된 골격으로 사는 삶

온 몸이 뻣뻣하며 통증이 수반된 나이를 먹는 것 그림 같이 신체가 무너지는 증상은 노화의 특징이라 하겠지만, 수 십 년 동안 습관화 된 '새드 도그 (Sad Dogs 나쁜 자세의 사람들)' 자세로 살아 온 결과이다. 이런 사람들의 대표적인 특징이 심하게 '엉덩이가 처져 있다'는 것이다. 인체 공학적 설계를 바탕으로 한 습관적 자세를 추적·관찰하는 연구조사가 미래의 어느 시점에 실시될 때, 잘못 정렬된 골격구조가 골관절염이나 골다공증과 같은 퇴행성 질환의 발병에 현저한 역할을 한다는 것이 단정적으로 밝혀진다 해도 그리 놀랄 일은 아니다.

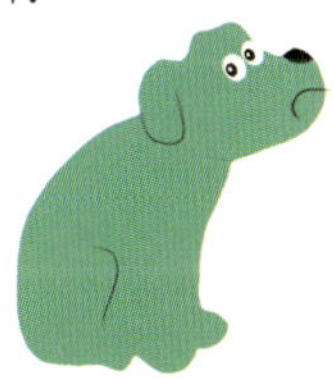

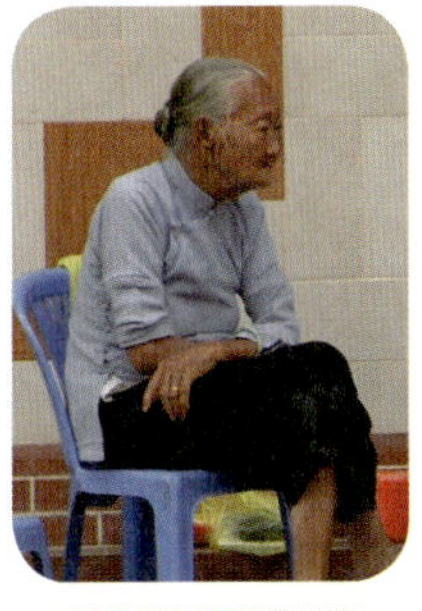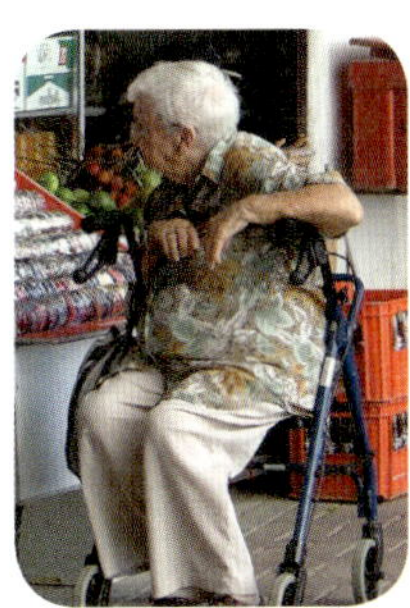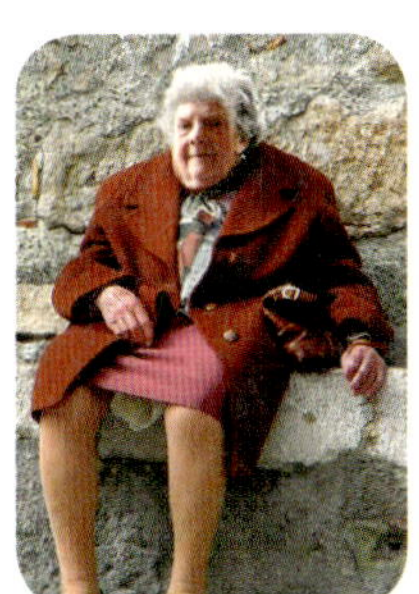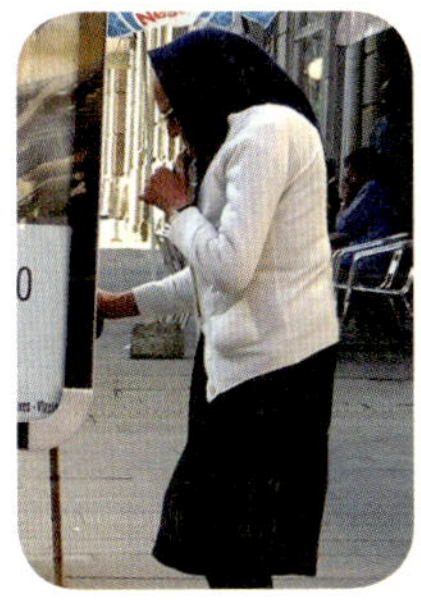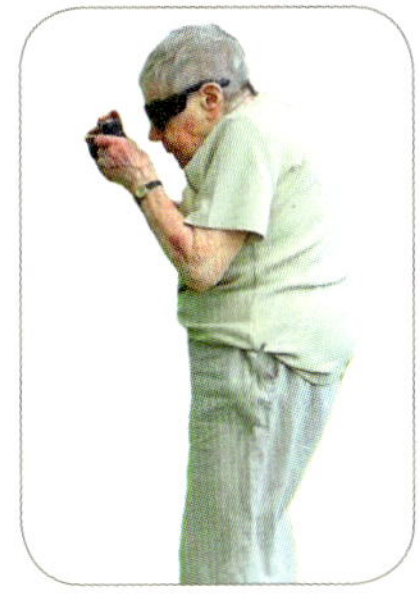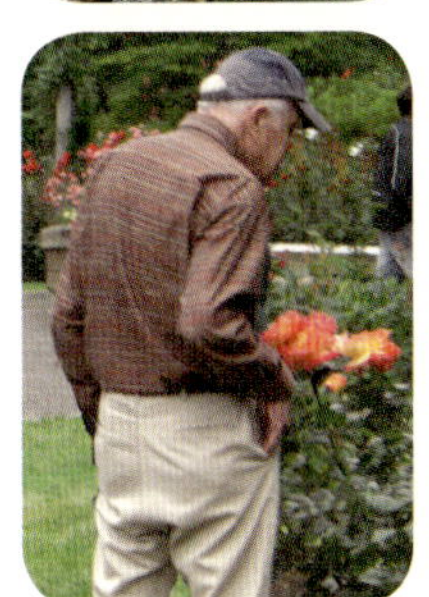

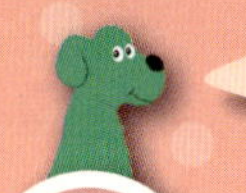

16 일을 하고 있는 발

건강한 아기들의 발은 크루아상 빵, 즉 콩팥 모양을 하고 있으며 균형을 잡기 위해 발가락으로 지면을 움켜잡고 있다. 아기들의 발 등 가운데가 아치 모양으로 높게 솟아 있는데 이곳은 종종 지방으로 이루어진 두툼한 살로 가려지기도 한다. 정강뼈와 종아리뼈로 이루어진 다리의 아랫부분, 즉 종아리

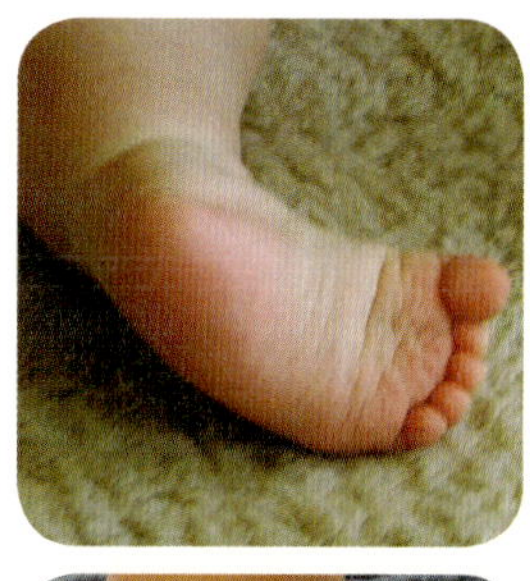
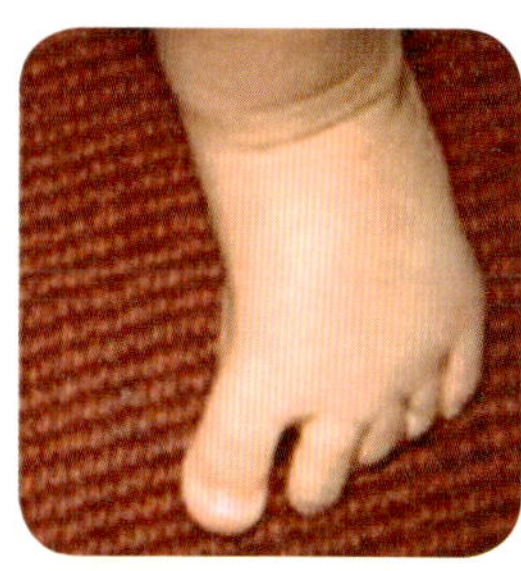
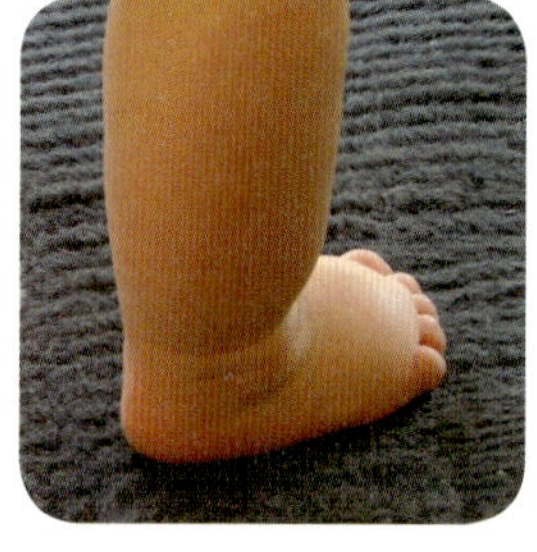
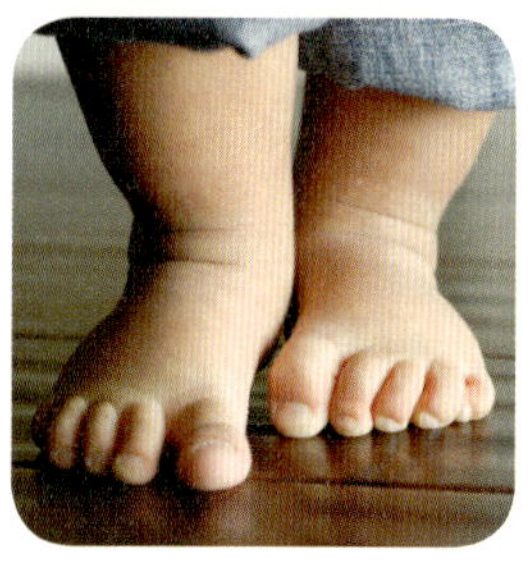

뼈는 수직선을 형성하고 이 뼈가 복사뼈와 바로 연결되며 인대가 복사뼈 관절에 이어져 안정적이게 된다. 어린이의 체중은 발등의 가장 높은 부분을 통과하여 바깥쪽의 발뒤꿈치로 분산되는데, 이런 목적으로 발뒤꿈치는 굵은 뼈로 설계된 것이다.

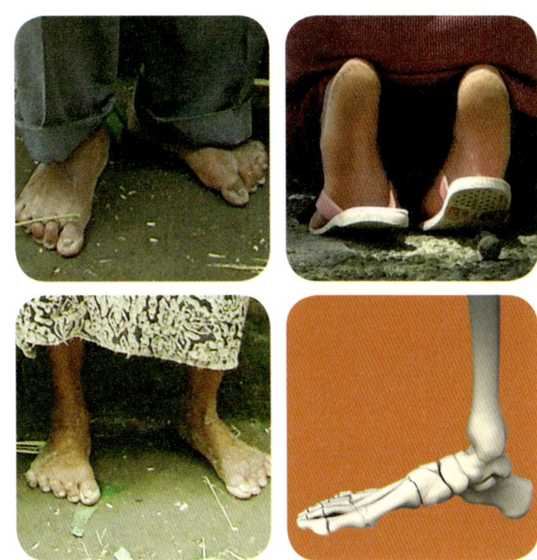

　어렸을 때 우리가 알았던 것을 결코 망각하지 않은 성인들은 어릴적 발 구조와 매우 유사한 발에 의해 몸의 구조가 지지되고 있다. 소위 '현대문명사회'에서 살고 있는 성인들은 발 바깥부분을 따라 체중이 분산되는 것이 훨씬 더 쉽지가 않음을 알 수 있다. 체중이 잘 분산되기 위해서는 발등은 올라가고 발가락은 땅을 움켜잡아야 하며 발목은 정렬되고 안정적이어야 하기 때문이다. 이 모든 특징이 일생동안 지속적인 신체구조지지의 필수요인이다. 발 뼈가 바르게 정렬되지 않으면, 발 위의 온전한 골격구조는 통일성이 무너지기 시작하며, 이런 문제는 시간이 흘러감에 따라 더욱 심화되어 다른 복합적 문제로 발전한다.

평생 행복하게 살기 위한 발판 마련하기

무너진 발(약한 다리)

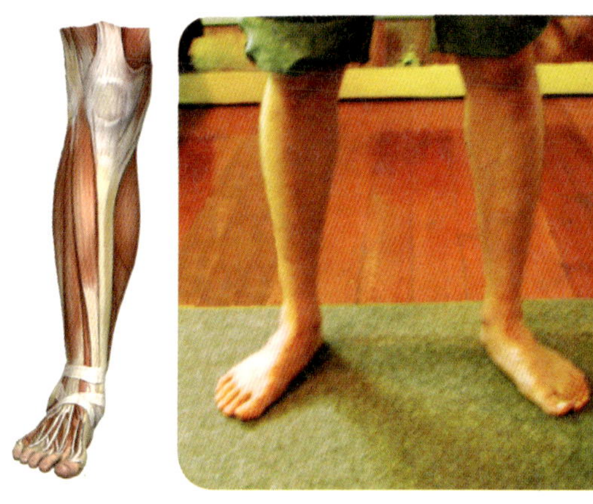

두 발을 넓게 벌리고 발목은 안쪽으로 돌아간 이 자세는 오늘날 흔히 볼 수 있는 자세이다. 체중은 발의 가장 안쪽 부분에 실려 발등이 편평해진다. 본래의 위치에서 발목을 잡아 주어야 할 발목의 인대가 지나치게 쫙 펴졌다. 이것 또한 무릎과 엉덩이 관절에 부담을 주고, 이제 발에서부터 제대로 된 지지를 못 받게 되니, 발의 구조가 틀어지고 발모양도 변형되는 것이다. 이와 같은 모든 것이 골격을 제대로 지지할 수 없게 만드는 그릇된 방향으로 인체공학이 설계되는 결과로 향후 미래에 지대한 영향을 미치는 것이다.

제대로 골격이 정렬된 발(강한 다리)

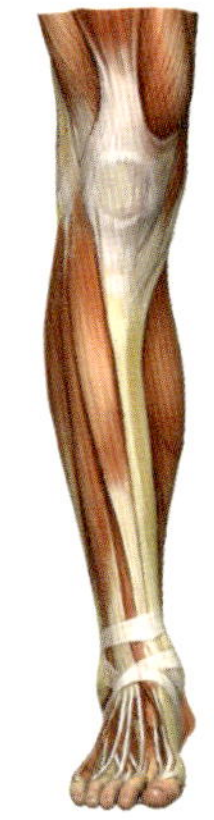 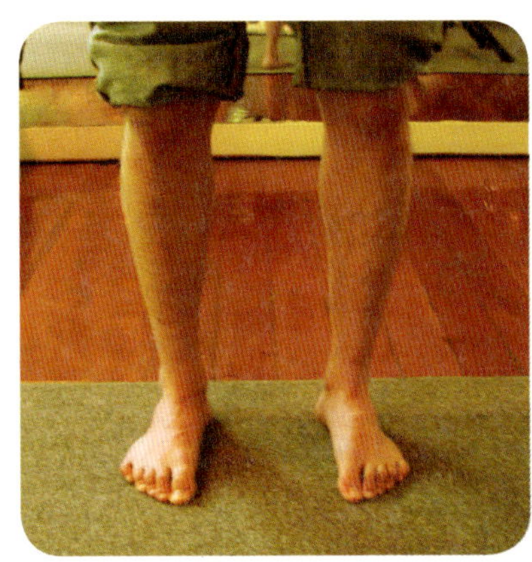

　잠시 후, 똑같은 이 발이 바뀔 수가 있다. '발뒤꿈치를 들어올리는 법'을 배움으로써, 거의 모든 사람이 안정되게 지지하도록 발 뼈를 재정렬 할 수 있다. 일단 발뒤꿈치를 들어 올리면, 발등이 올라가고 발가락은 할 일을 제대로 수행하며 발목이 더 이상 복사뼈에서 벗어나 발 안쪽으로 돌아가지 않게 된다. 비록 이것이 첫 단계이지만 지속적인 연습이 요구되며, 긴장과 압박감 없이 활력이 넘치는 일생을 보내기 위한 필수요소인 제대로 된 지지를 위해서는 절대적으로 필요하다.

18 발뒤꿈치 들어올리기

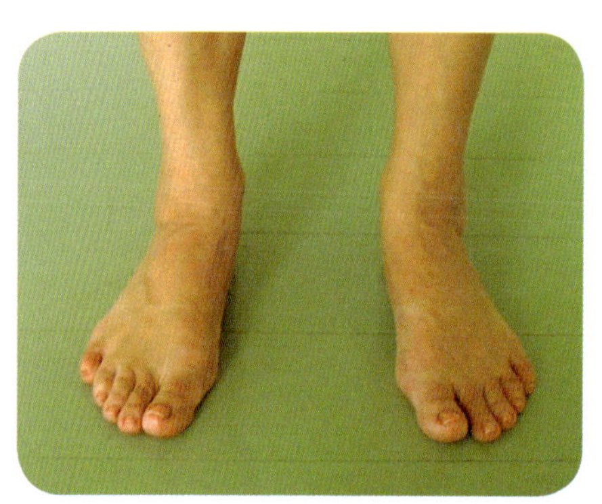 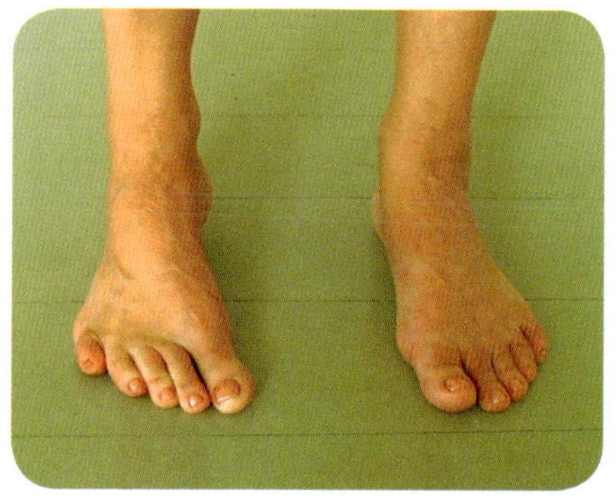

다음의 간단한 단계들은 발 뼈를 다시 정렬해주고 주저앉은 발등을 올려주며 발 안쪽으로 돌아간 발목을 제자리로 오게 하고 제 역할을 수행하지 못한 발가락을 제대로 기능을 하도록 해 줄것이다. 무지외반증 건막류는 종종 체중이 발 앞쪽으로 쏠리고 엄지발가락 관절의 바깥부분으로 실릴 때 발생한다.

step 1

오른발 발가락이 약간 중심을 향하도록 한다. 발뒤꿈치를 바닥에서 약 1cm 정도 들어올리고 발가락과 발의 앞부분은 바닥에 밀착시킨다.

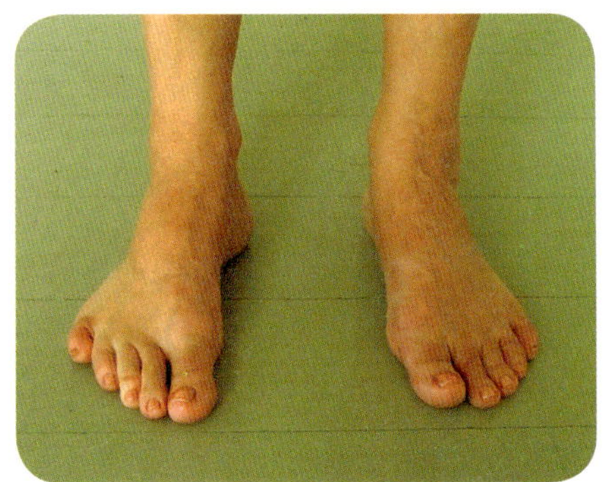

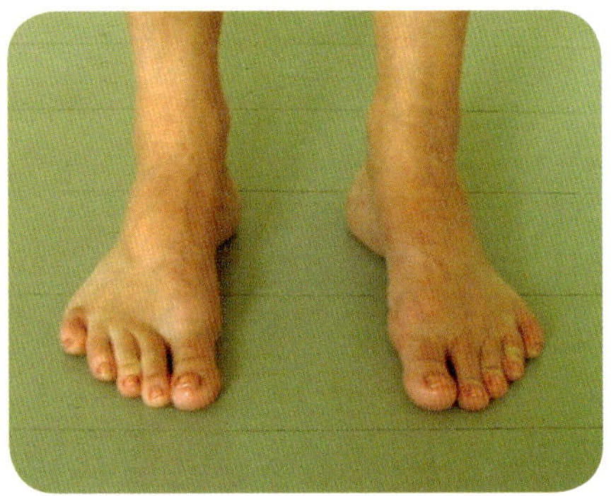

step 2

여전히 발가락을 바닥에 밀착시킨 채, 무릎을 바깥쪽으로 돌리고 발뒤꿈치는 '올리며' 발뒤꿈치의 가장 바깥부분을 중심으로 향하게 바닥에 닿도록 한다. 만약 필요하다면, 다리를 곧게 펴고 엉덩이의 위치를 바르게 한 후, 양다리에 똑같이 체중을 실은 채 각각의 다리가 느끼게 되는 차이를 경험한다.

step 3

이번에는 왼쪽 발을 이와 같은 방법으로 한다. 이제 왼쪽 다리가 어떻게 느끼는지를 알아보자. 이런 순서와 방법으로 금방 고쳐지는 것은 아니며 5장에 있는 다른 연습과 병행하여 반복해야 발을 지지해 주는 근육이 다시 제대로 형성 되어 당신의 발 모양이 점진적으로 바뀌게 된다.

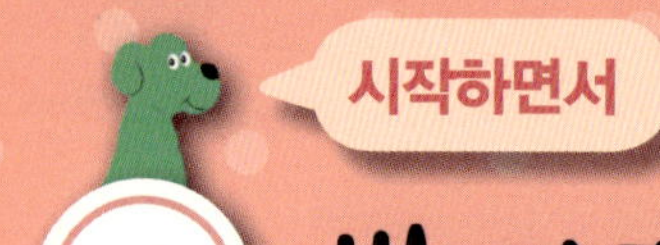

19 발뒤꿈치 들어올리기 전과 후

Side A(다음 페이지)는 발뒤꿈치를 들어올리기 전의 다리를 보여준다. 여기에서 우리는 발등이 내려 앉고 발가락은 제 기능을 못하고 발목은 발 안쪽으로 돌아가며 무릎은 올바르게 지지가 되지 않은 채 안쪽으로 돌아간 것을 볼 수 있다. 다리 전체를 통해서 지나치게 수축되거나 쫙 펴진, 변형된 근육을 분명히 볼 수 있다. 이와 같이 뼈가 배열되면 넓적다리머리뼈(대퇴골두)가 고관절(골반과 넓적다리뼈가 만나는 부분)에 안착하는 방식에 변형을 일으키게 돼, 인대를 크게 압박하여 고관절 연골이 파괴되는 결과를 초래한다. 이런 상황이 몇 십 년 지속하면, 인공 고관절 또는 무릎 인공관절수술을 하는 경우가 왕왕 발생한다. 종아리(장딴지)근육에 현저하게 눈으로 볼 수 있는 긴장이 형성된 채, 다리 근육이 균형이 깨진 상태로 일을 하고 있는 것이다.

Side B(다음 페이지)는 발꿈치를 들어 올린 후의 다리를 보여준다. 이제 체중은 발의 바깥부분과 발뒤꿈치에 실리고 발등은 올라가게 되며 발가락이 지지와 균형을 맞추는데 제 역할을 다하여 발목은 비로소 복사뼈 위에 안착한다. 다른 다리·무릎·엉덩이 관절도 정렬되고 제대로 형성된 근육과 힘줄과 인대에 지지 된다. 다리 근육이 앞뒤로 나란히 균형이 잡혀, 어떤 근육도 지나치게 수축되거나 쫙 펴지지 않게 된다. 뼈가 잘 정렬된 다리로부터 지지를 받는 사람들

은 그렇지 않은 사람들에 비해서 인
공 고관절 또는 무릎 인공관절수술
뿐만 아니라 허리와 목 통증의 위험
대상군에서 제외될 확률이 훨씬 더
높게 된다.

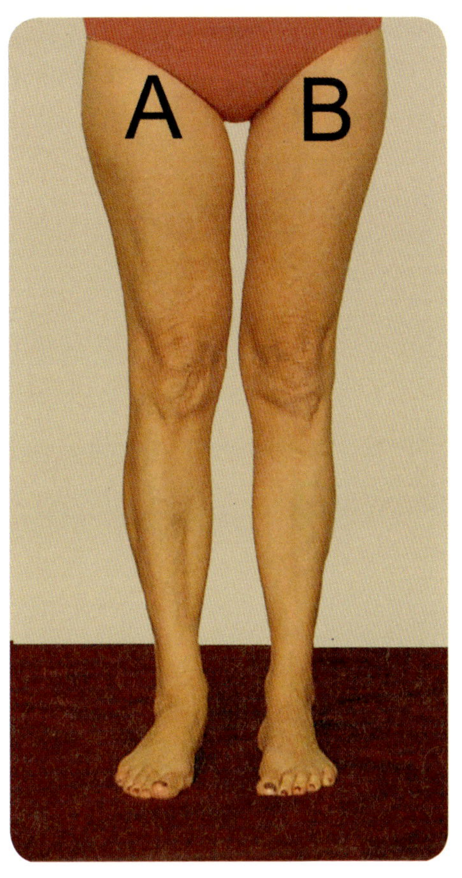

우리 몸 전체를 지지하는 중요한 역할을 하는 관점에서 다리 뼈가 잘 정렬된 중요성을 크게 간
과하고 있다. 잘못 정렬된 발 뼈가 보통 무지외반증 건막류에서 족저근막염(족저근막은 종골
calcaneus)이라 불리는 발뒤꿈치뼈에서 시작하여 발바닥 앞쪽으로 5개의 가지를 내어 발가락
기저 부위에 붙은 두껍고 강한 섬유띠를 말한다. 발의 아치를 유지하고 충격을 흡수하며 체중
이 실린 상태에서 발을 들어 올리는 데 도움을 주고 보행 시 발의 역학에 중요한 역할을 한다.
이러한 족저근막이 반복적인 미세 손상을 입어 근막을 구성하는 콜라겐의 변성이 유발되고 염
증이 발생한 것이 족저근막염)에 이르는 다양한 발 질환의 원인이 된다. 발 뼈를 제대로 정렬시
키는 법을 배우는 것이 또한 만성적 허리와 엉덩이 통증의 해결책으로 귀결되기도 한다.

20 마음을 모아 집중하는 것이란

주의를 기울여 집중하는 것은 어떠한 분석이나 판단 없이, 지금 자신의 경험에 곧바로 주목하는 능력을 말한다. 당신이 알아차릴 수도 있는 감각이나 느낌뿐만 아니라 보고 듣고 만지고 냄새 맡으며 느끼는 모든 것에 당신의 인지력을 집중시킴으로써 현재 이 순간, 바로 지금, 바로 여기에 온전히 당신을 안착시키는 것이다. 과거나 미래의 생각에 휩쓸리거나 몰두하는 것이 아니라, 상상되는 것이 아닌 실재의 모습으로 바로 지금 여기에 당신은 존재하는 것이다. 점점 더 늘어가는 증거들이 주의를 기울인 집중력의 배양이 한 개인의 전반적 삶의 질을 향상시킬 수가 있음을 보여주는 단서라 할 것이다.

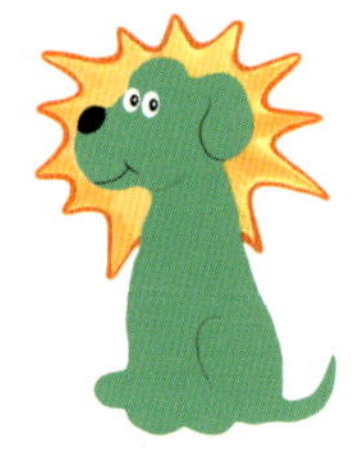

기꺼이 주의를 기울여 집중하는 것이야말로 인간 본연의 골격 정렬의 원리를 실천에 옮기는 필수요건이다. 이렇게 하는 것이 누구에게나 쉬운 일은 아니지만 그로 인한 긍정적 효과는 끝이 없다. 골격의 바른 정렬에 대한 집중적 관심은 우리의 인지와 인식의 지평을 넓히는 구체적이며 효과적 수단인 것이다. 현재에 있는 것이란 마음의 상태만이 아닌 몸과 마음의 상태를 의미한다. 뼈 속 깊은 데까지 우리가 존재하고 있는 몸에 관심을 돌릴 때, 우리는 하루 종일이라도 우리의 몸에 대해 명상할 수 있는 능력을 키워나가게 되는 것이다. 어떻게 컴퓨터 앞에 앉으며, 신발끈을 묶기 위해서 어떻게 허리를 구부리며, 어떻게 요가 연습을 해야하고 어린 아이를 팔로 어떻게 안아야 하며, 동네 한바퀴를 어떻게 조깅해야 하는지에 주목하게 될 때, 참다운 자신의 모습으로 온전히 현재에 충실할 수 있는 능력을 점진적으로 쌓아갈 수 있는 것이다.

주의를 기울여 집중하는 것은 전염되는 경향이 있다. 우리가 일상의 소용돌이 속에서 정신없이 바쁘게 행동할 때에는 우리의 아이들 또한 이런 식으로 가르치기 쉽다. 비록 바쁘고 힘든 우리네 일상일지라도, 우리가 온전히 자신이 주체가 된 침착한 행동과 태도를 본보기로 삼을 때, 우리는 이러한 자질들을 우리의 아이들에게 물려주어, 결국 그 아이들이 진정한 평화와 평정의 상태를 경험하는 수혜자가 될 것이다. 그 뿐만 아니라 주의를 기울여 집중하는 것은 우리의 행복감을 한층 더 높여주는 데에도 기여할 것이다. 우리 자신이 느끼는 행복이야말로 우리의 아이들에게 줄 수 있는 최고의 선물 가운데 하나이며, 우리의 자녀들은 부모의 내재적 마음 상태에 깊은 영향을 받기 때문이다.

오늘날의 어린이들은 대자연과 함께 하는 상호작용의 기회가 점점 줄어들고 있는 가운데, 거의 끊임없이 제공되는 자극적인 환경속에서 성장하고 있다. 이러한 환경적 요인이 어린이들로 하여금 자연세계와 그들이 연결되는 경험들을 차단시키고 그들 자신이 자연과 뗄 수 없는 불가분의 관계에 놓여 있다는 인식을 하지 못하게 하는 것이다.

오늘날 성인들은 감각을 느끼는 것과 성적인 것을 너무나 빈번하게 혼동한 나머지, 어린이들이 우리의 몸에 대해 느끼고 그와 더불어 살아있음을 깨우칠 기회를 간접적으로 막고 있다. 어린이로 하여금 온전한 인간이란 피부 안에 생명이 '느껴지는' 육체적인 '생물체'라는 것을 받아들이게 하는 것이 자기 자신이 이 위대하고 신비스런 세계의 소중한 구성원임을 인식시켜 주는 것이다. 그러한 이해가 밑바탕이 되어야만 다른 사람들을 받아들이고 그와 더불어 우리 모두가 속해 있는 세상에 깊은 관심을 갖게 되는 것이다.

바로 이 모든 것이 주의를 기울이며 집중하는 것의 본질이라 하겠다. 제대로 정렬된 골격구조는 이러한 주의를 기울여 집중하는 것을 더욱 가능하도록 지지해 주고 있다.

숨을 쉬는 것에 관하여

횡경막은 호흡에 있어서 가장 주요한 근육이다. 자연스런 호흡이 이루어질 때는 숨을 내쉴 때마다 횡경막은 펼쳐진 낙하산의 모양을 하고 있고, 숨을 들이마실 때는 부푼 모양이 약간 편평해진다. 흉곽의 안쪽부분에 붙어있는 횡경막은 효횰적 기능을 발휘하기 위해서는 제대로 정렬된 흉곽에 의존한다. 가슴이 아래로 처져 있거나 혹은 지나치게 올라가게 되면, 횡경막의 신경섬유가 틀어지게 되어, 탄성을 가지고 움직일 수 있는 횡경막의 능력을 손상시킨다.

아기들의 호흡은 어떤 불필요한 근육의 긴장으로 제한받지 않고 큰 노력없이 부드럽게 숨을 쉬는 법을 보여준다. 아기들과 유아들에게 어떤 고통이 없는 한, 아기들과 유아들은 횡경막이 자유롭게 올라가고 내려가면서 호흡한다. 아기가 호흡하는 것을 보면, 호흡을 할 때 그 호흡이 몸통의 모든 부분을 건드리는 것을 알 수 있다. 당

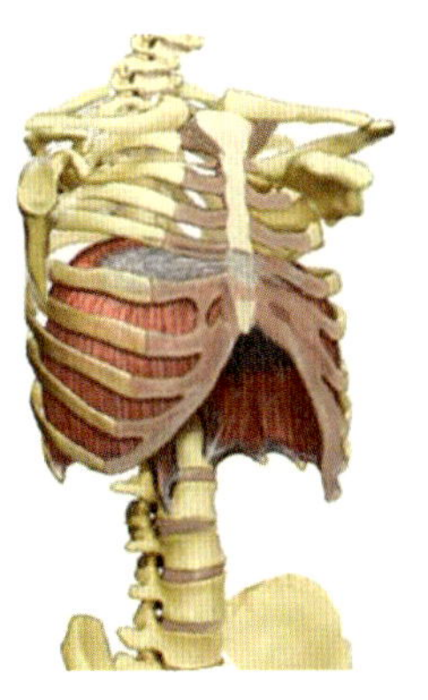

잘 정렬된 흉곽과 횡경막

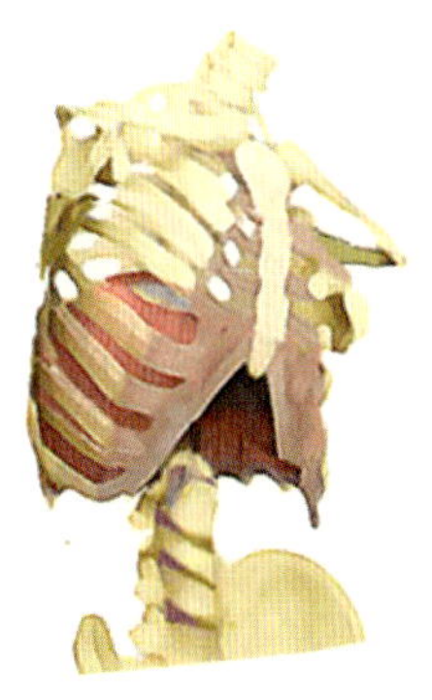

틀어진 흉곽과 횡경막

신의 손을 아기의 등 또는 흉곽에 올려놓으면, 손을 통해 호흡의 느낌을 느낄 수가 있다.

호흡과 몸의 이완은 서로서로가 영향을 미치는 불가분의 관계에 놓여있다. 불안이 호흡곤란을 낳고, 호흡이 곤란해지면 불안해진다. 이런 이유 때문에 '심호흡을 하는 것'이 가능한 한 많은 양의 공기를 가슴 안으로 들이마시는 것으로 종종 잘못 이해한다. 자연스런 호흡이란 폐 전체를 통해서 큰 소리를 내지 않고 조용히 부드럽게 이루어지며 등 전체를 통해서도 이를 느낄 수가 있다. 바르고 거친 호흡은 우리가 달렸을 때에나 무언가를 열심히 할때 자연스럽게 발생하지만, 우리가 편안하게 쉬고 있을 때에는 어떤 조작도 필요하지 않은 채 저절로 부드럽고 조용하게 호흡이 일어난다.

물론 이렇게 말로 하는 것이 실제로 행하는 것보다 쉬운데, 특히 오랜 기간의 제한된 호흡과 단단히 자리잡힌 근육의 긴장이 수반되는 사람에게는 말이다. 제일 먼저 골격을 정렬시키는 데 규칙적으로 시간을 할애하며 호흡할 때마다 미세한 감각의 차이를 관찰하고 이를 경험하는데 정신을 집중하는 것이 큰 도움이 될 것이다.

여러분은 온 몸에 긴장과 경계태세를 늦추게 되면 자기 자신을 지지하지 못하고 무너져 버릴 것이라는 무의식을 온전히 배제한 채, 몸의 불필요한 힘을 빼는 법을 배우기란 쉽지 않을 것이다. 그러나 정렬된 골격이 당신을 안전하게 지지해 준다는 사실을 깨닫게 되면 안심하고, 비로소 그제야 몸의 긴장을 푸는 법을 배울 수가 있게 된다. 당신의 몸을 내적인 몸과 외적인 몸으로 구성되어 있다고 생각해보자. 내적인 몸이란 뼈로 이루어진 골격을 의미하고, 외적인 몸이란 이 뼈를 제외한 그 나머지 전부를 가리킨다. 내적인 몸이 제자리를 잘 찾고 있을 때, 외적인 몸이 편안하게 이완될 수가 있다. 자주 당신이 숨쉬는 것에 주목하라. 당신이 숨을 들이 마실때 당신의 등 전체에 전달되고 있다는 것을 머릿속으로 그려보자. 이렇게 하는 것이 횡경막이 호흡에 있어서의 제 역할을 다 하는 것을 돕는다. 숨을 내쉴 때, 숨이 척추의 아래 맨 앞부분까지 도달하여 골반저(몸 앞부분에 있는 치골부터 척추의 끝부분까지 연결된 근육)는 충분히 확장 되고 좌골이 안정적으로 벌어지게 되어, 그 결과 당신의 '외적인 몸'은 온전히 이완되어 모든 긴장 상태에서 해방 되는 것이다.

Tip

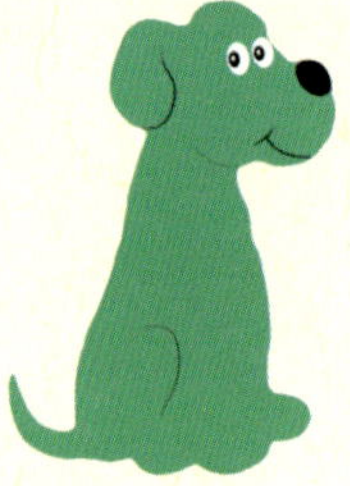

건강한 아기들은 평생 동안
쉬우면서도 편안한 올바른 자세를
유지하는 골반 본연의 위치를
발견한다.

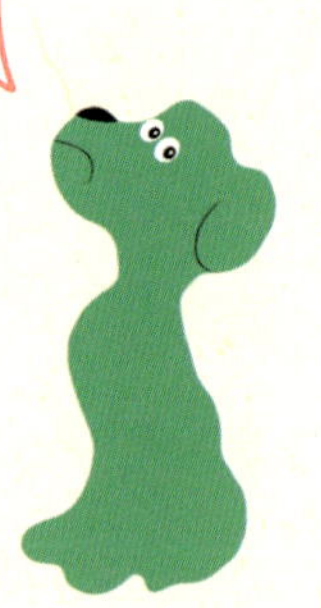

최근 수 년 사이에,
오늘날 대부분의 어린이들이
정렬된 골격구조의
지지가 무너지고 있다.

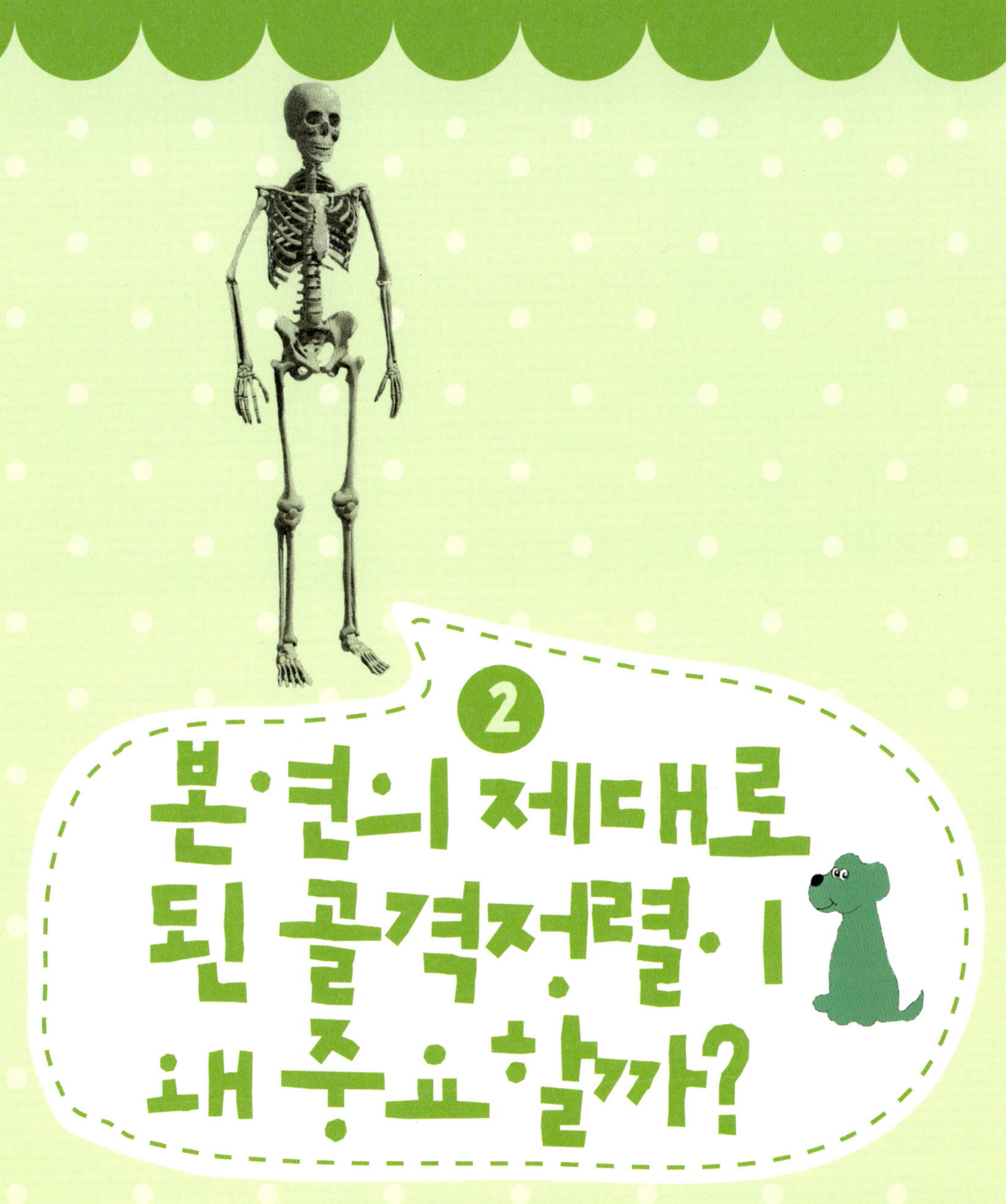

골격계는 호흡과 혈액순환 및 음식물 소화 그리고 신경계의 여러 기능을 조절·통제하는 인체의 모든 기관을 지지해주는 하나의 틀과 같은 구조이다. 혈액세포를 생산하고 미네랄을 저장하는 역할이외에, 골격은 우리 몸의 형태와 내적 구조를 형성한다.

01 골격계

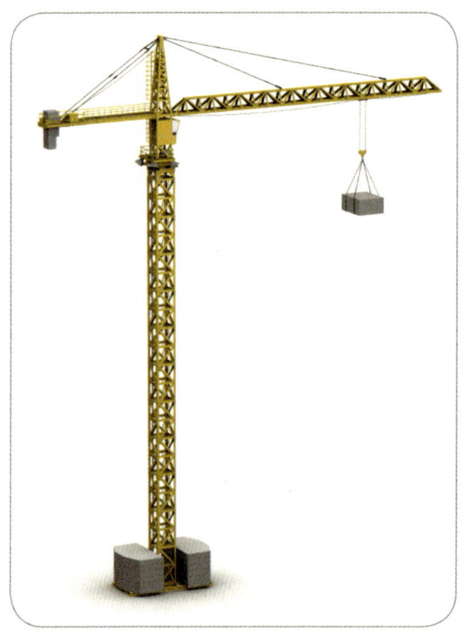

골격계는 호흡과 혈액순환 및 음식물 소화 그리고 신경계의 여러 기능을 조절·통제하는 인체의 모든 기관을 지지해주는 하나의 틀과 같은 구조이다. 혈액세포를 생산하고 미네랄을 저장하는 역할이외에, 골격은 우리 몸의 형태와 내적 구조를 형성한다.

집 안의 벽 내부의 건물기둥과 매우 흡사하게, 골격계는 건물 내부의 효율적인 '배관 및 배선'을 위한 기본 구조를 담당한다. 건물 내부의 기둥과 마찬가지로, 골격계 또한 중력과 수직의 법칙에 순응해야 하는 것이다.

근골격계도 건물을 짓는 데 사용하는 크레인(기중기)의 설계도와 거의 유사한 일을 한다. 즉 두 체계가 뼈에 해당하는 지렛대를 움직이기 위해서 근육에 해당하는 도르래의 적당한 긴장력(마찰력)을 이용하기 때문이다. 만약 크레인의 하단 배열이 경사가 져 기울어 있다면 윗부분이 하는 일이 안정적이지 못함을 예측하는 일은 어쩌면 당연하다. 우리 몸에서 종종 발생하는 근육의 긴장과도 같이, 도르래와 지렛대 사이의 균형적 관계가 깨져 불균형과 마찰이 유발되는 것이다.

　제대로 정렬된 골격이 담당하고 있는 필수적 역할이야말로 오늘날의 건강과 웰빙에 직결된 요소 중 가장 많이 간과되고 잘못 이해되고 있는 요인이라 할 것이다. 우리의 전반적인 건강 문제에 있어서 몸에 좋은 식단과 적절한 운동, 그리고 불필요한 스트레스를 줄이는 것이 중요하다는 의견에 의문을 제기할 사람은 아무도 없을 것이다. 이와는 대조적으로 지금까지 우리 몸의 건강한 기능을 위한 근본적인 토대가 되는 제대로 정렬된 골격의 중요성은 상당히 많은 부분 조명을 받지 못하는 실정이다.

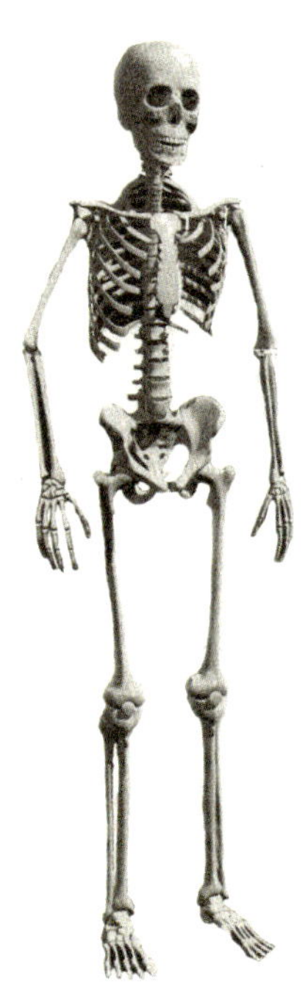

02 근골격계

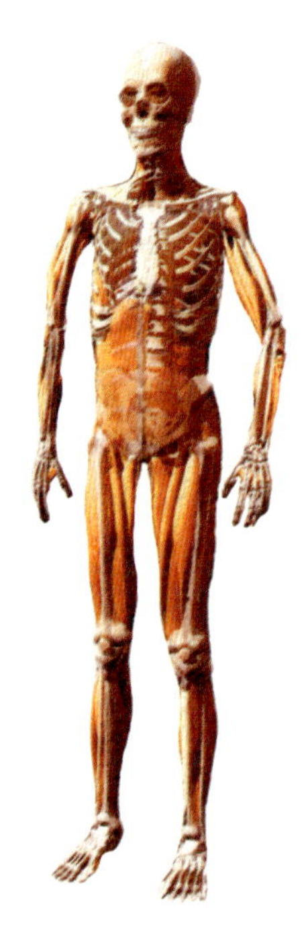

　근육의 일차적 임무는 뼈를 움직이는 것이다. 이로 인해 우리가 앉고 서고, 허리를 구부리거나 걸을 수 있으며, 온갖 종류의 움직임을 수행할 수가 있는 것이다.

　근육이 골격지지를 위한 이차적 역할을 한다고 하여, 근육이 우리 몸을 지지하는 역할을 담당하고 있다고 생각하는 것은 심각한 실수다. 이러한 인식은 만성적 불필요한 긴장을 초래할 수가 있을 뿐만 아니라 뼈가 담당하고 있는 중요한 역할을 뺏는 격이다. 잘못 정렬된 골격이 오늘날 수백만의 사람이 겪고 있는 불편감과 통증의 많은 부분 원인이 된다.

　잘못 정렬된 뼈에 의해 그 뼈에 붙어 있는 근육이 지나치게 수축되거나 늘어나는 것이다. 이런 상황이 인류 생존과 더불어 수 백·수 천 년이 흐른 현 시점에서 하나의 현상과도 같은, 스트레칭 운동과 근육강화요법이라는 큰 유행을 낳았다. 일반적으로 우리가 하고 있는 일상의 활동 속에서, 우리 몸 안의 정렬된 뼈와 탄성적인 근육 간의 자연스런 상호작용이 근육은 자연스럽게 탄력적이고

관절은 원활하게 유연히 움직이도록 유지시켜 준다.

부자연스럽게 얻게 된 힘은 근골격계안에서 불균형을 초래하게 되고, 이것이 관절의 운동범위를 제한시키며 척추를 압박한다. 그렇게 인위적으로 생긴 근력은 대단히 일시적이며 그것을 지속시키기 위해서는 끊임없이 운동과 연습을 반복해야만 한다. 이 같은 사실은 유연성에도 해당이 되는데, 이러한 유연성은 정렬된 뼈들의 자연스런 결과물일 수도 혹은 규칙적인 스트레칭을 통해서 유지되어야만 한다. 이러한 유연성의 발달도 운동을 멈추는 순간 사라지는 경우가 허다하다.

특정한 몇 가지의 운동이 누적된 근육긴장과 통증의 일시적인 완화를 가져다 줄 수는 있겠지만, 이러한 해소 또한 골격에 대한 바른 정렬이 논의되지 않는다면 단기간의 처방에 지나지 않는다. 잘못 정렬된 골격과 함께하는 운동으로 인해 몸의 긴장과 뻣뻣함이 지속적으로 반복이 되는 그릇된 습관이 고착이 되고, 다시 이를 위한 일시적 해결책으로 더 많은 양의 운동을 해야만 하는, 이른바 악순환이 시작되며, 결과적으로 진정한 의미의 근력과 자연스런 유연성 둘 다 손상을 받는 것이다.

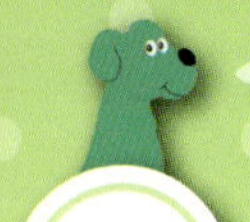

03 호흡계

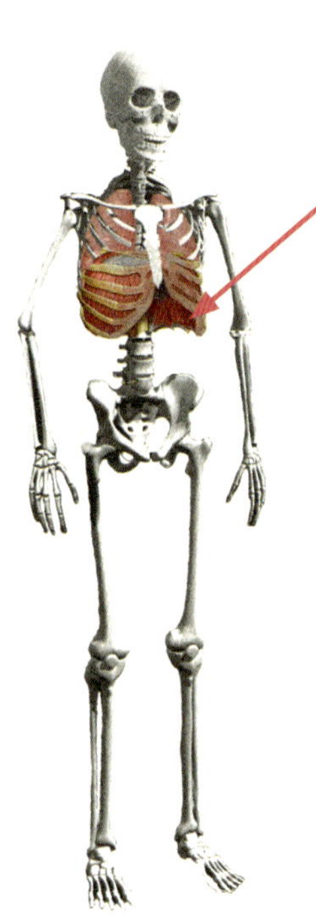

생명유지에 있어서 호흡은 필수적이다. 몸 안의 모든 세포는 기능을 발휘하고 활성화하기 위해서 산소를 필요로 한다.

횡경막은 호흡하는데 있어서 가장 일차적인 근육이다. 반구半球 모양의 근육으로 복강(배 안. 배근육, 가로막, 골반에 의해 둘러싸인 복부의 내부 공간)과 흉강(12개의 가슴 등뼈, 1개의 가슴뼈, 12쌍의 늑골 및 그 사이의 늑간근(肋間筋)에 의해 간격이 없는 원추형으로 형성된 흉곽의 내부)을 분리해 주고, 산소를 폐로 보낼 때에는 수축했다가 편평해지며, 산소가 다 쓰여지고 난 후, 바뀐 이산화탄소를 몸 밖으로 밀어낼 때는 낙하산 모양을 하며 다시 이완된다.

긴장 때문에 주저앉거나 너무 위로 올라간 흉곽은 횡경막의 근섬유를 변형시켜 횡경막이 탄성을 유지하는데 뿐만 아니라 효율적으로 자신의 중요한 업무를 수행하는데 막대한 지장을 준다. 다양한 목적을 위해서, 특히 몸을 이완시키기 위해서, 무수한 현대적 그리고 고전적 기법들이 우리의 호흡을 조절·통제하기 위한 방법으로 소개되었다. 정말 놀라운 것은, 자연스런 호흡의 밑바탕이 되고 있는 바른 골격구조 정렬의 중요성은 여전히, 사실상 인식하지 못한다는 것이다.

호흡은 교감신경(신체가 갑작스럽고 심한 운동이나 공포, 분노와 같은 위급한 상황에 대비하고 반응하게 함)과 부교감신경(에너지를 절약하고 저장하는 작용을 수행하며 심장박동을 억제함)으로 구성된 자율신경계에 직접적으로 영향을 미친다. 아기처럼 조용하게 부드럽게 그리고 자연스럽게 호흡하는 것이 몸의 이완을 촉진하는 가장 효과적인 방법이다.

호흡은 예를 들면, 몸 안에 있는 모든 세포들의 영양분으로 쓰이고 있는 산소를 운반해 주는 순환기계를 비롯한 다른 구조들과 밀접한 연관이 있다.

인체의 장기와 기관들은 그리 효율적이지 못한 호흡에도 수 년 간은 생존할 수가 있다. 그러나, 제한된 호흡의 결과물이 수 년에 걸쳐 축적 되고, 결국 인체의 모든 기관에 영향을 끼쳐 우리의 전반적인 건강과 웰빙의 질을 저하시킨다.

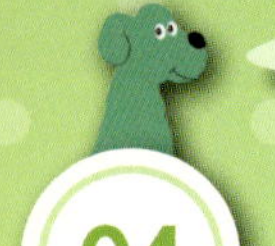

04 순환기계

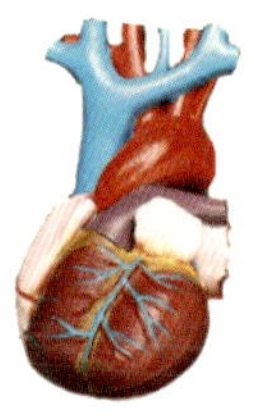

순환기계는 혈액의 흐름을 관리하고, 몸 전체에 산소와 영양분을 운반해 주는 역할을 담당한다.

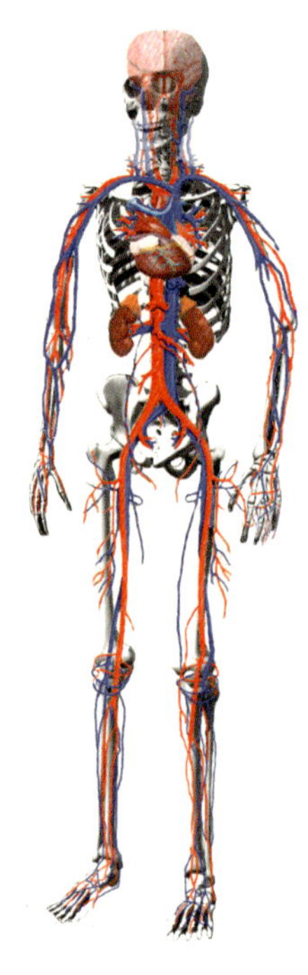

정맥과 동맥은 축소모형의 정원에 있는 호스와 같은 것으로, 막혀 있지 않을 때 기능을 가장 잘 발휘하도록 되어 있다. 이러한 혈관들이 만성적으로 좁아지거나 방해를 받게 되면, 혈류가 감소하고, 결국 체내의 수 십 억의 세포가 사용해야 할 산소의 양이 적어지게 된다.

만성적으로 내려앉은 가슴은 판막과 '여러 관管'으로 이루어진 삼차원의 기관인 심장을 압박한다. 흉곽이 내려앉게 되면 심장의 이러한 중요 구성요소들의 자연스런 배열을 흩뜨린다. 너무나 많은 사람을 괴롭히고 있는 심장질환의 가파른 증가 추세를 살펴 볼 때, 미로와도 같은 혈관과 더불어 심장 자체의 잘못된 배열의 심장질환을 거의 고려하지 않은 요인이다. 실로 건강전문가들조차 압박을 받지 않고 기능을 잘 할 수 있도록 심장이 인체에서 충분한 공간을 차지하며 제 위치에 있는지를 논의하는 경우가 극히 드물다. 만약 심장이 자동차 엔진이라면, 자동차 엔진이 잘못 배열된 것은 심각한 문제라고 인식하지 않을까 한다.

그러나, 가슴이 내려앉은 것만이 문제가 아니다. 흉곽을 들어 올리고 근육의 긴장으로 몸을 지지하는 지나치게 교정된 자세는 순환기계의 여러 다른 유형의 스트레스를 준다. 근육의 긴장이 혈관벽을 압박해, 혈관의 안쪽이 점점 좁아지게 되고 최적의 '안정된' 혈류를 방해하기에 이른다.

다시 한 번, 이 시점에서 우리는 필수적 인체구조의 원활하고 효율적인 기능의 필요조건을 충족시켜주고 있는, 제대로 정렬된 골격의 중요성을 엿볼 수가 있다.

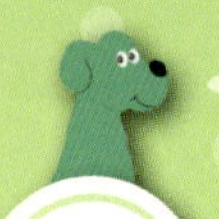

05 인체의 주요 기관 및 소화기계

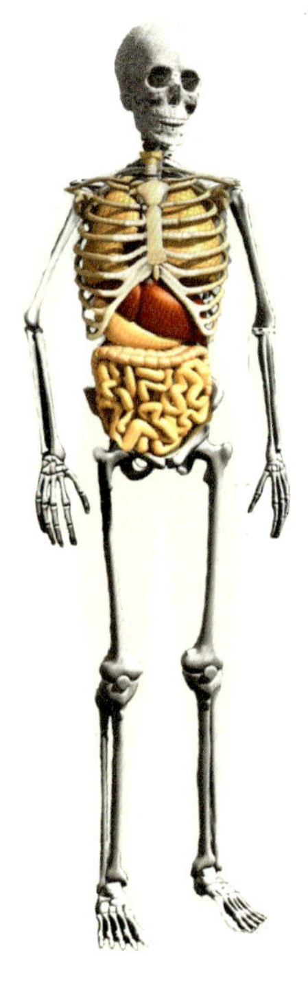

우리 인체의 몸통 안에는 심장, 폐, 신장, 간, 위, 췌장, 담낭, 소장과 대장을 비롯한 많은 기관과 이러한 기관들을 서로 서로 연결해주는 무수히 많은 관과 판막이 정갈하게 포장되어 있다.

이러한 기관들은 각자 자기의 이름값에 걸맞게 기능을 발휘하기 때문에, 우리 몸의 생명과 전반적인 건강에 치명적이며 우리 인체 내에서 꼭 필요한 공간에 딱 맞게 위치한다. 만약 여러 종류의 관과 판막으로 서로 서로 연결되고 있는 이같은 기관들이 압박을 받거나 만성적 골격의 붕괴에 의해 서로 서로 밀린다면, 이 기관들의 효율적인 기능은 손상을 받게 될 것이다. 그렇게 되면, 그 즉시 그리고 장기간에 걸쳐 우리의 건강에 영향을 주게 되리라는 것은 너무도 명백하다.

누군가는 현재 만연된 특정한 소화 장애와 현대적 '생활방식'에서 비롯되는 많은 질병의 원인과 위험요인을 관찰할 때, 온전한 골격구조와 주요 기관들의 기능 사이의 연관성을 살펴보는 연구조사가 이루어지기를 희망할 것이다. 건강에 필수적임을 누구도 믿어 의심치 않는 좋은 식단은 복잡한 소화 과정이 뒷받침되는데, 이러한 소화 과정에는 소화액과 효소의 분비와 영양소의 흡수 뿐만 아니라, 노폐물의 제거가 포함된다. 음식물이 규정된 통로로 들어가고 배출되어야 하는데, 만약 이것이 잘못되면 일생동안 큰 타격을 받게 된다.

물론 우리의 몸이 자동차보다 훨씬 더 복잡하고 적응력이 뛰어나지만, 자동차 내부의 밸브, 피스톤 그리고 타이밍 벨트가 제대로 배열되어 있을 때, 자동차가 제대로 작동한다는 의미에서 이와 같은 비유는 타당 할 것이다. 마찬가지로 소화, 배출, 그리고 해독하는 기관들은 이런 기관들을 지지하고 있는 제대로 정렬된 골격구조에 전적으로 의존하며 이런 기능의 손상은 실로 엄청난 결과를 가져온다.

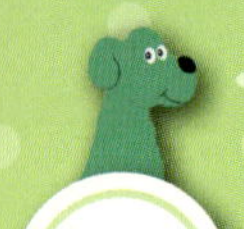

06 신경계

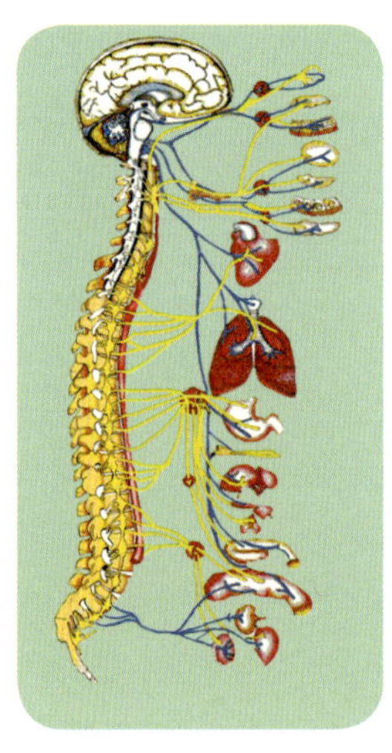

신경계는 외부환경의 정보를 해석하고, 뇌로부터 전달되는 메시지를 처리하고, 다른 기관들과 구조에 전달하면서, 그와 동시에 다른 기관들과 구조들이 취해야 할 반응 및 행동을 조정하고 통제하는 우리 인체의 모든 메커니즘 가운데 가장 복잡한 메커니즘이다.

척수는 우리 몸의 모든 부분과 기능을 망라한, 뇌와 말초신경계를 연결해 주는 일차적 신경 통로이다. 척수의 신경조직 다발과 세포는 척추뼈라는 구조에 의해 보호를 받으며 척추관 속에 들어있다.

척추의 자연스런 정렬이 무너지게 되면 신경을 누를 수가 있고, 그 결과 종종 통증이나 마비 또는 장기간에 걸쳐 근골격계에 문제가 발생한다. 잘못 정렬된 골격구조는 일반적인 통증과 중추신경계의 기능장애의 원인이 될 뿐만 아니라, 앞서 언급한 여러 건강상의 문제에 중요 요인으로 작용할 것이다. 운동, 소화, 및 자율신경과 말초신경계의 기능을 관장하고 있는 척수의 역할에 대해 잘못 인식하면, 섬유근육통(만성적으로 전신의 근골격계 통증, 뻣뻣함, 감각 이상, 수면 장애, 피로감을 일으키고, 신체 곳곳에 압통점〈누르면 아픈 부위〉이 나타나는 힘줄 및 인대 근막과 근육, 지방조직 등 연부조직의 통증 증후군) 또는 만성피로증후군으로 잘못 진단한다.

골격의 정렬은 자율신경계의 교감신경 및 부교감신경과 밀접한 관련이 있을 뿐만 아니라 호흡기계에도 영향력을 미친다.(교감신경계는 몸을 많이 움직이거나, 공포와 같은 상황에서 스트레스가 많아지면 활발해진다. 교감신경계의 활성화로 인해 이러한 스트레스에 대처하는 데 필요한 반응과 에너지공급이 나타나게 되며 그에 따라 혈압과 심장박동수가 높아지고 동공이 확대되고 소름이 돋는다. 이런 교감신경계의 준비동작을 '싸움 혹은 도주(fight or flight)' 반응이라고 부르기도 한다. 이런 교감신경계의 작용에 반해서, 편안한 상태가 되면 부교감신경계가 활성화된다. 부교감신경계가 활성화되면 심장박동수와 혈압이 낮아지고 소화기관에 혈액이 많이 돌아가서 소화효소분비가 활발해져, 에너지를 확보하는 방향으로 온몸이 작동한다. 하지만 이 둘이 언제나 반대 방향으로 작동하는 것은 아니며, 어떤 기관에 따라서는 서로 협력해서 작동하기도 한다.) 이 같이, 한 개인의 골격구조 상태는 호흡의 질質적인 차원 뿐만 아니라 마음에도 지대한 영향력을 발휘한다.

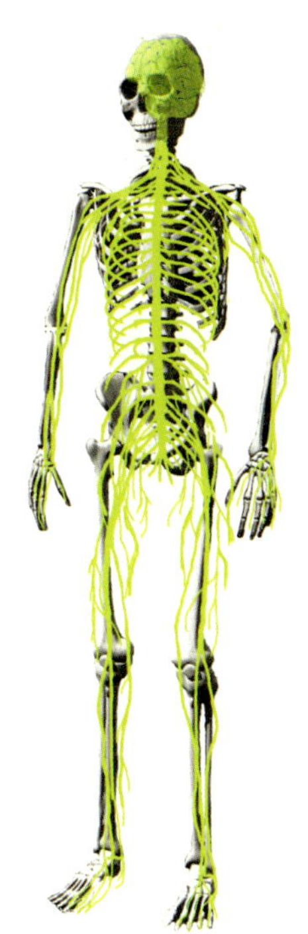

07 인체의 여러 기관과 구조

그러나 이들을 지지하기 위한 단 한 가지는 골격계

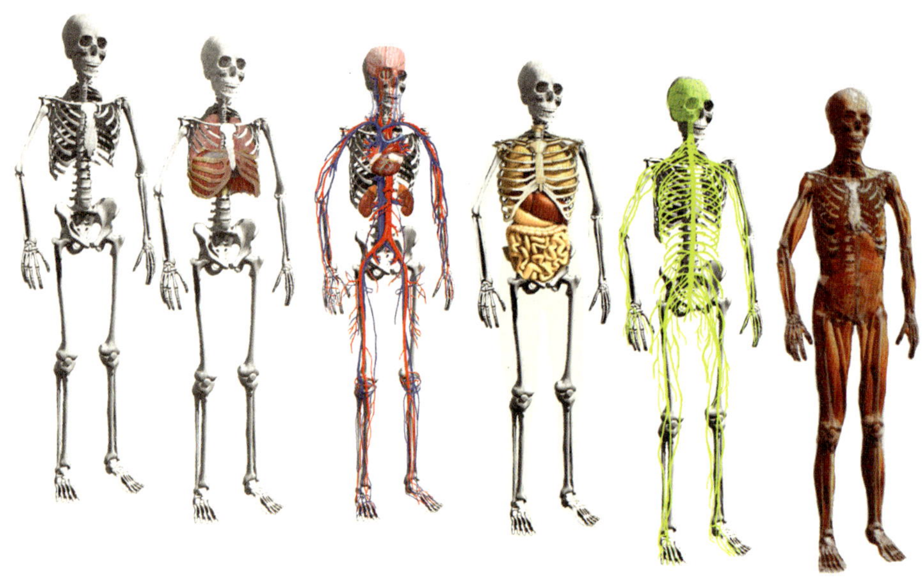

인체의 정교하게 연관되어 있는 각각의 부분들을 퍼즐로 생각하여 우리의 몸을 삼차원 입체영상으로 그려보면, 혈관과 인체의 장기 및 근육과 신경 등이 제 위치에 있는 것이 얼마나 중요한지를 분명하게 인식할 수가 있다. 정렬된 골격의 안정된 지지가 있어야만, 이러한 인체의 필수적인 부분들이 효율성을 갖고

서로 함께 기능을 발휘하며 우리의 건강과 안락한 삶의 초석이 되는 환경을 제공하는 것이다.

　현재까지, '인체 본연의 자연스런 상태'를 유지하는 사람들을 추적·관찰하는 연구는 거의 이루어진 적이 없는 것 같은데, 유아들과 극소수의 성인들만이 이러한 본연의 자연스런 몸 상태를 유지하고 있을 것으로 사료된다. 일단 그러한 연구조사가 실시된다면, 우리의 건강과 웰빙에 결정적 역할을 하는 정렬된 골격에 대한 더 깊은 통찰과 인식이 생길 것이다. 우리 몸의 근간과 바탕을 이루는 골격에 대한 값진 인식이 오늘날의 '현대의학'에서 하나의 의미 있는 돌파구를 마련해주리라는 것은 분명하다.

'모든 것을 위한 하나의 장소, 그리고 그 모든 것은 제 자리에 있다.'

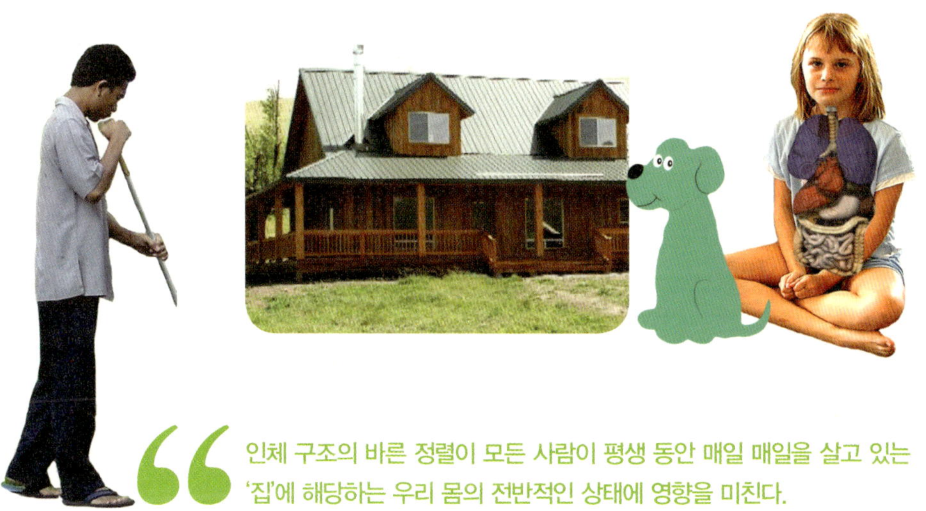

66 인체 구조의 바른 정렬이 모든 사람이 평생 동안 매일 매일을 살고 있는 '집'에 해당하는 우리 몸의 전반적인 상태에 영향을 미친다. **99**

　너무나 많은 어린이가 매일 몇 시간을 컴퓨터 또는 TV 그리고 책상 앞에 몸이 무너진 상태로 구부리고 앉아 있는 사실은 갈수록 심각한 건강상의 문제를 제기한다. 심지어 대부분의 부모들과 교사들 및 건강전문가들이 이러한 문제점을 인식하고 있을지라도, 해결방안에 대해 알게 되었을 때 당황한다.

　사실상, 오늘날 자기 자신의 몸을 건강한 방법으로 습관화할 수 있는 길을 알고 있는 부모들의 숫자가 점점 줄어들어, 그 결과 자녀들에게 바른 골격구조를 보여주는 역할모델(롤모델 role model)을 할 수가 없는 것이다.

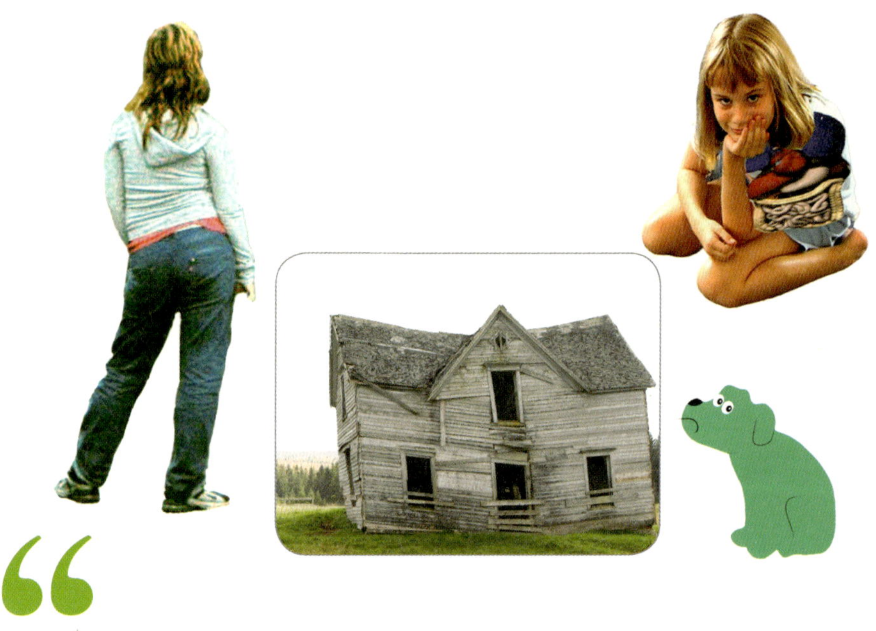

**　골격의 정렬과 건강 간의 깊은 연관성을 무시하는 것은, 집이 무너지는데 집의 배관과 배선 시설이 그 역할을 제대로 수행하기를 기대하는 것과 크게 다르지 않다.**

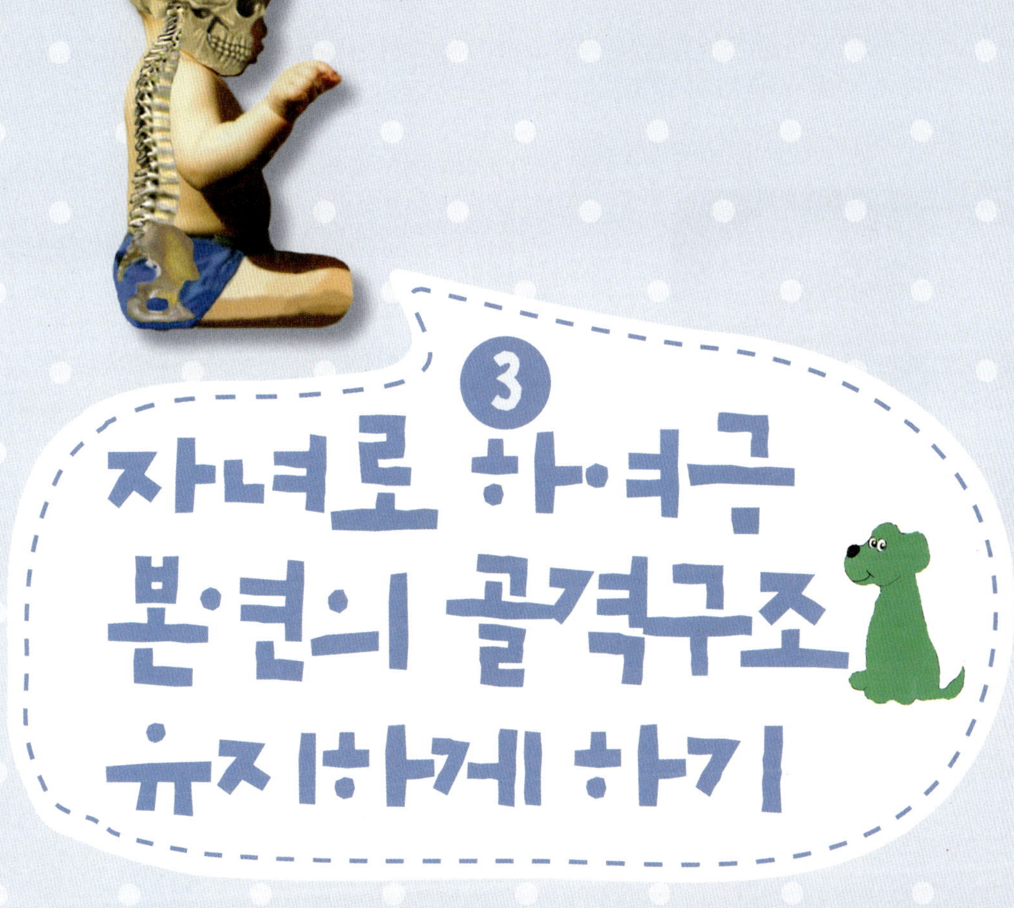

이 세상의 모든 아기들은 뱃속의 태아일 때의 몸을 웅크린 자세를 제외하고, 태어나는 순간부터 척추를 곧게 펴기 시작한다. 당신의 아이가 곧게 뻗은 척추와 더불어 자연스럽게 바르게 앉는 법을 배우도록 하자.

아이로 하여금 올바르게 앉을 수 있도록 아이의 몸통 둘레에 몸의 균형을 도와주는 보조기구를 달아주자.

01 모든 습관은 어릴 때 형성된다

**당신의 자녀를 '불행한 강아지(Sad Dog 나쁜 자세를 하고 있는 아이)'
가 되도록 가르치지 말라!**

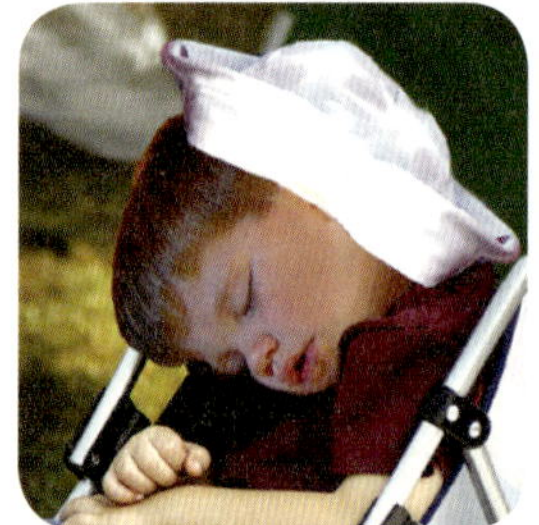
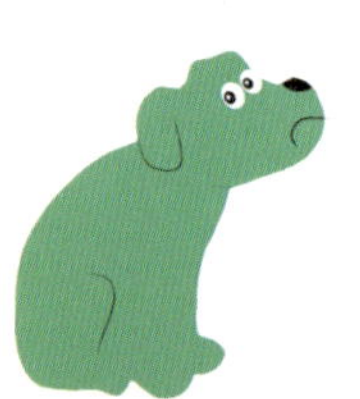
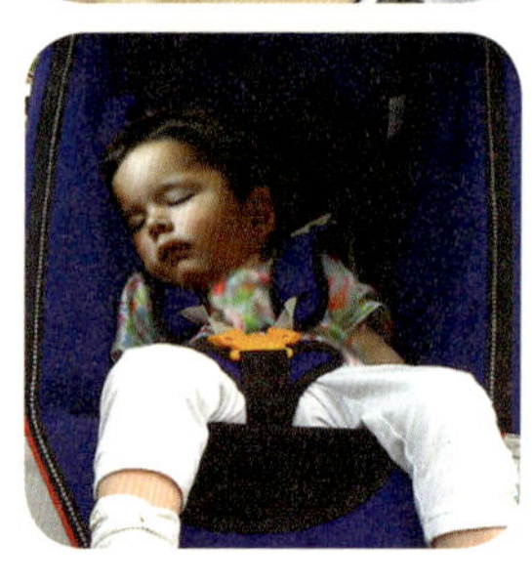
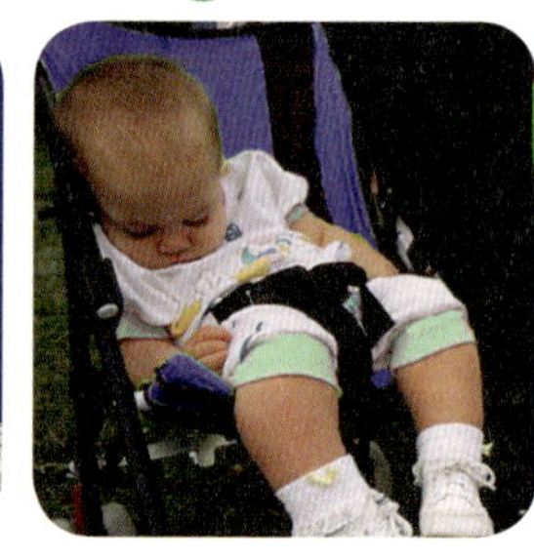

오늘날 널리 사용되고 있는 많은 유모차와 앉는데 도움을 주기 위해 만들어진 착석장치들이 꼬리뼈가 내려앉고 척추가 무너지는 것을 부추기고 있다. 일부의 아기나 유아들이 이와 같은 기구에 버클에 잠긴 그 자세로 일주일에 몇 시간을 보내고 몸통 앞쪽에 있는 근육과 고관절굴곡근(골반 및 엉덩이 그리고 넓적다리를 구부리는 데 사용되는 근육)이 습관적으로 수축된다. 이런 환경이 그 어린아이로 하여금 일생동안 바르게 앉는 자세와 올바르게 몸을 움직이는 것에 대한 경각심을 일깨운다.

이 세상의 모든 아기들은 뱃속의 태아일 때의 몸을 웅크린 자세를 제외하고, 태어나는 순간부터 척추를 곧게 펴기 시작한다.

당신 자녀의 척추를 온전하게 보호하라

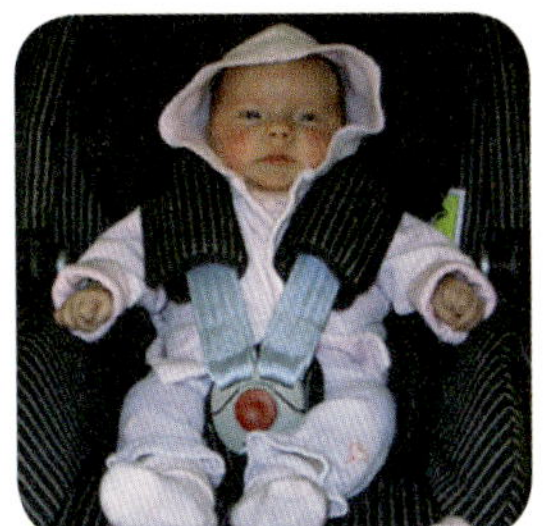

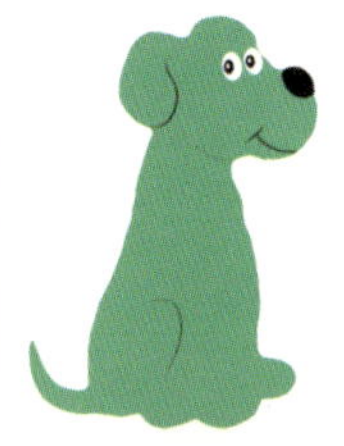

몇몇 특정한 유모차들은 각각의 아기의 크기에 맞는 웨지(wedge 부드럽고 쿠션감이 있는 천으로 쐐기모양으로 제작되어, 아기가 누워서 잘 때에나 엎드려 있을 때 바른 자세를 유지하도록 만든 제품)를 설치하거나 좌골 밑에 여러 겹의 천을 접어 넣을 수가 있어, 골반의 뒷부분이 올라가 '행복한 강아지'의 자세를 도와준다. 경험과 상식에 입각한 가장 좋은 법

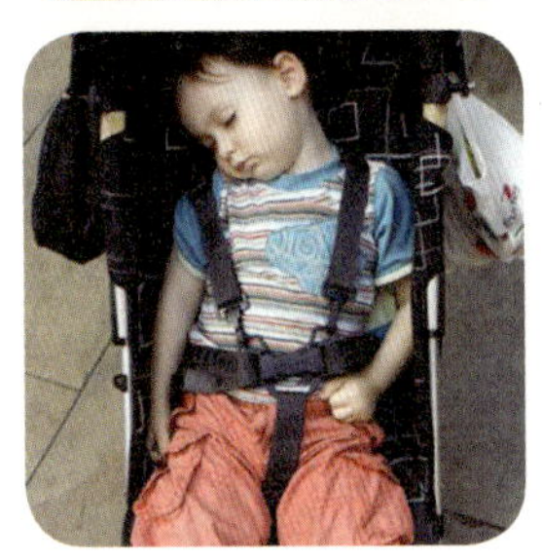

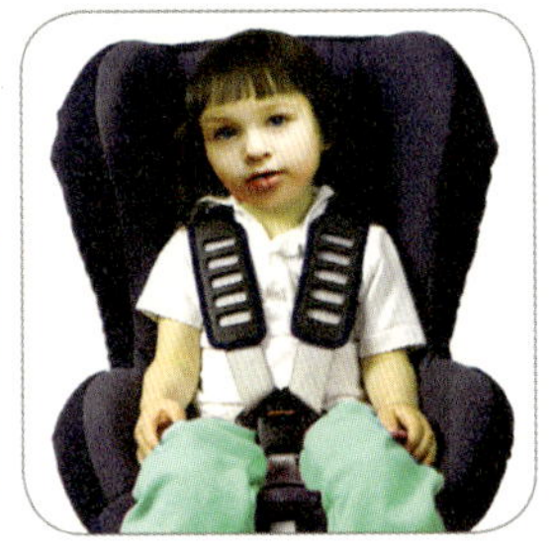

칙이란 당신 자녀의 최적의 척추 길이를 유지해 주는 환경과 조건 조성이다.

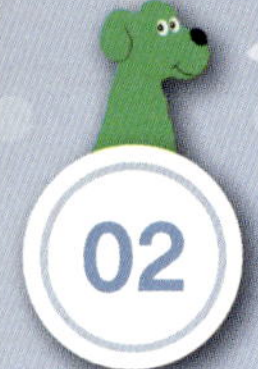

02 모든 기회를 제공하라

당신의 아이가 자연스럽게 '행복한 강아지'가 될 수 있게 모든 기회를 제공하라

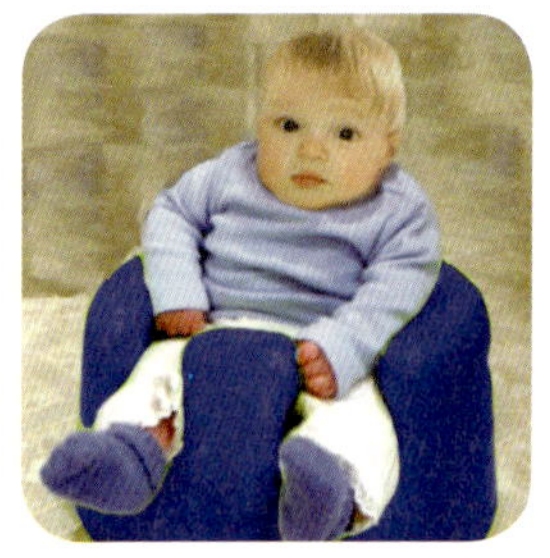

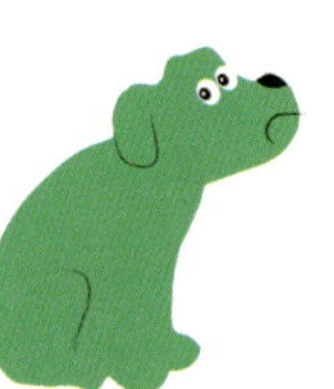

아이가 자기 스스로 올바르게 앉을 수 있기 전에 옆 그림과 같은 착석장치를 사용하는 것은 실수를 범하는 일일지도 모른다. 허리를 심하게 구부리고 앉게 하는 착석장치는 골반을 처지게 하고 체중이 척추를 통해 제대로 분산되지 못하게 하여, 몸 앞부분의 근육을 수축시키며 척추를 내려앉게 한다.

당신의 아이가 곧게 뻗은 척추와 더불어 자연스럽게 바르게 앉는 법을 배우도록 하자. 아이로 하여금 올바르게 앉을 수 있도록 아이의 몸통 둘레에 몸의 균형을 도와주는 보조기구를 달아주자. 비록 이와 같이 할지라도, 아기가 성장을 하면서 도

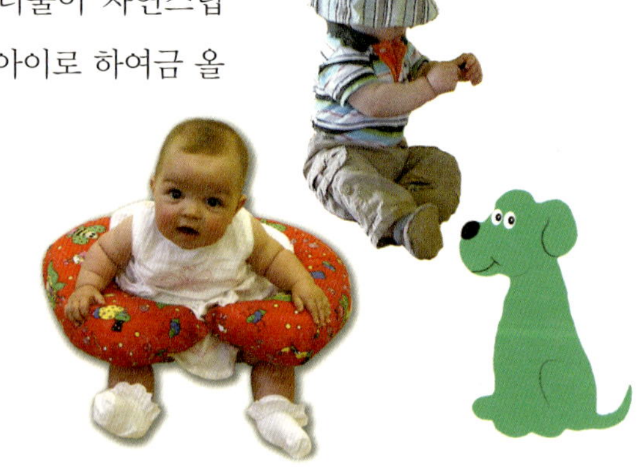

전과 실수를 바탕으로 마침내 스스로 올바르게 앉는 법을 터득한다는 사실을 꼭
기억하자.

아기를 포대기와 같은 띠
로 업거나 멜 때, 아기와 부
모가 신체적, 정서적으로 친
밀감을 갖게 되는 것 이외
에 척추가 곧게 설 수 있도
록 골반이 제 위치가 되도
록 도와준다. 아이의 척추를
'구부정하게 만드는' 포대기
(캐리어 carrier)는 반드시 피
하도록 하자. 그런 캐리어는
아이가 숨 쉴 공간이 막힐

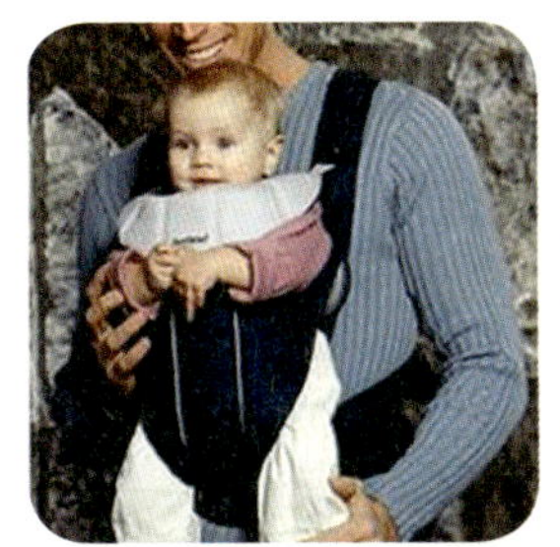
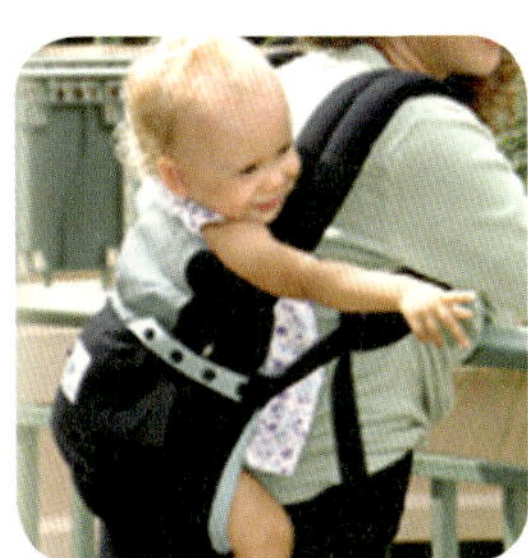
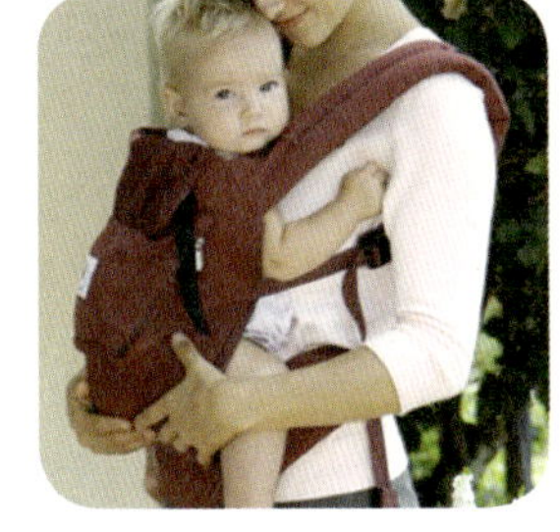
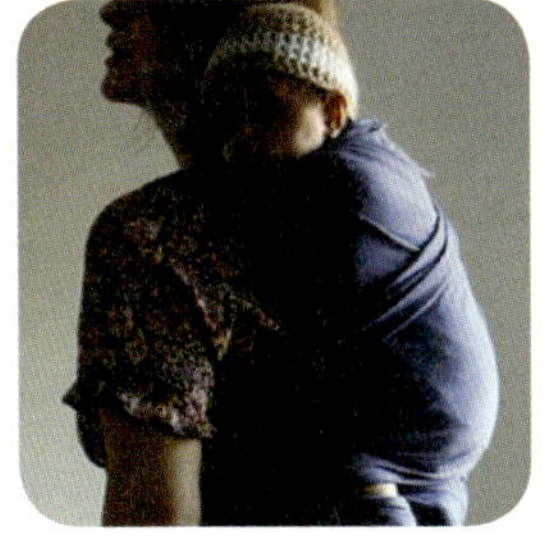

때는 심각한 생명의 위험도 초래할 수 있으며 생후 몇 달 된 아기의 골반과 척추
를 처지게 하기 때문이다.

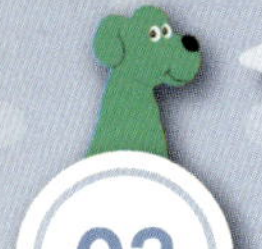

03 부모로서 해야할 몇 가지 것들

현재 선택할 수 있는 유모차의 모델은 수 십 종에 이른다. 어느 것이 훨씬 더 유용한지를 비교하고 가능하면 아이의 각 발달단계에 따른 자연스런 골격의 정렬을 지지해 주는 제품을 구입하자. 아이의 골반을 처지게 하거나 쉽게 개조·수정할 수 없는, 양동이 또는 들통 모양을 한 착석공간을 가진 이른바 '버킷(bucket 양동이 또는 들통) 스타일'의 모델은 피하는 것이 바람직하다.

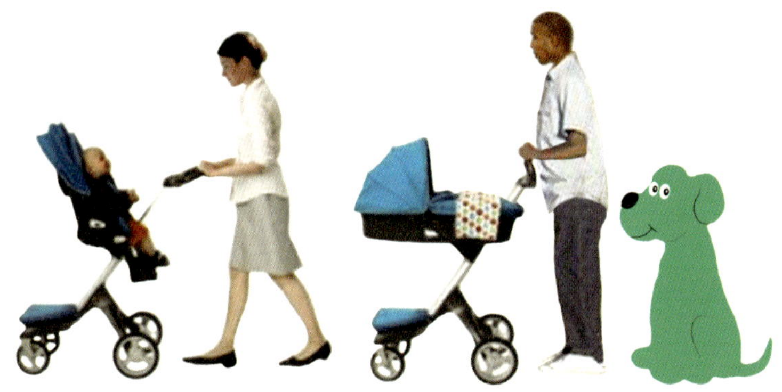

만약 구입한 유모차가 골반의 '처짐'을 유발한다면, '행복한 강아지'가 하는 바른 골반 자세를 확보하기 위해서 아기의 크기에 맞는 웨지모양의 쿠션을 아기의 엉덩이 밑에 놓아주도록 한다.

아기들이 주위 환경을 마음속에 각인되는 시점이 언제인지 누가 알 수 있겠는가. 아기들은 어쩌면 우리가 이해하고 있는 것보다 훨씬 더 예리한 관찰자일지 모른다.

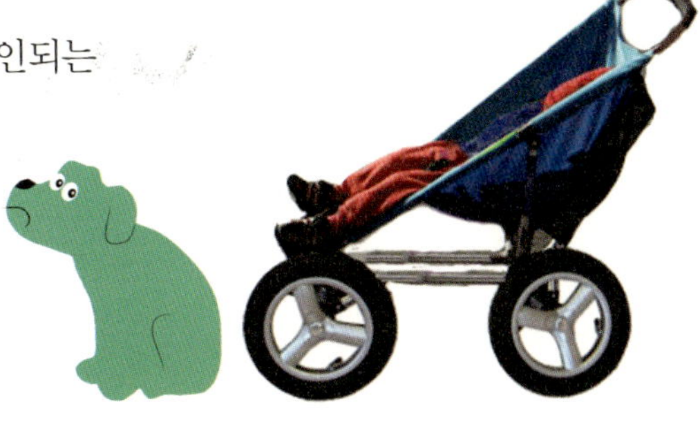

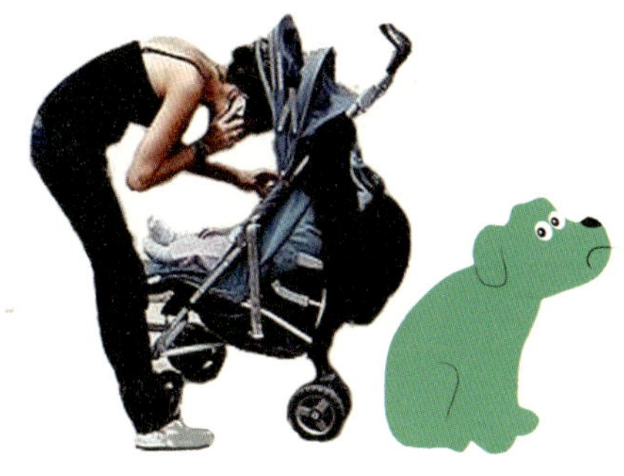

당신의 아기를 위해서 훌륭한 역할모델이 되어보자. 앉고, 서고, 걷고, 허리를 구부릴 때 뿐만 아니라 아이를 들어 올려 안거나 업을 때와 같이, 당신의 일상생활 속에서 자연스런 골격의 정렬에 대한 원칙들을 실천하는 방법을 배우도록하자. (PAPT2를 참조할 것)

04 아기가 어린이로 성장할 때

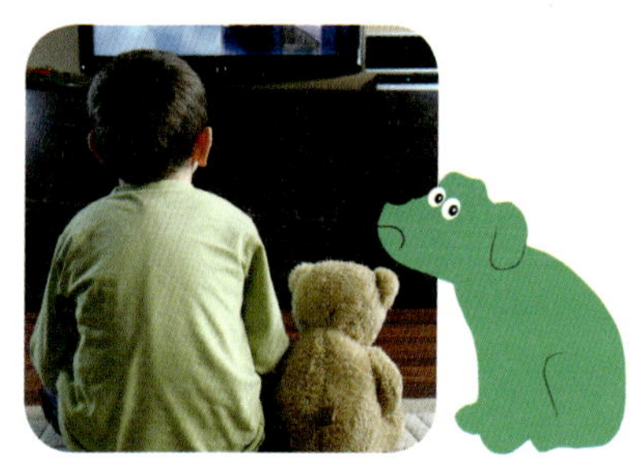 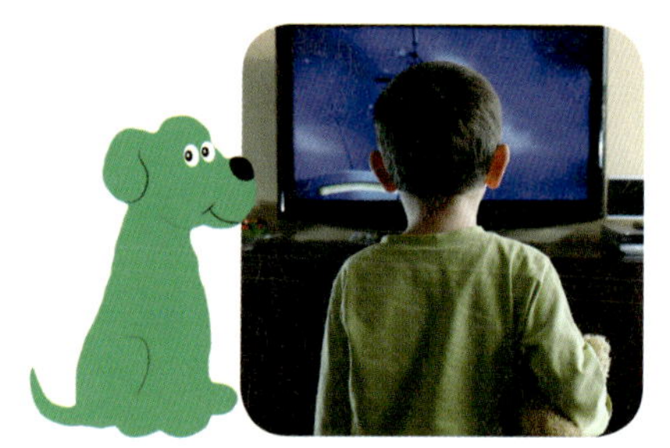

당신의 자녀들이 TV를 보거나 비디오 게임을 할 때, 어떤 자세로 앉아 있는지를 주의 깊게 살펴보고 통제하라. 당신이 영양소가 충분한 식사대용으로 설탕이 잔뜩 들어간 과자를 자녀에게 주지 않으려는 것과 마찬가지로, 자녀들이 TV 시청이나 비디오게임을 할 수 있기 위해서는 반드시 '행복한 강아지'가 취하는 바른 자세로 해야 한다는 규칙을 정하는 것은 전혀 잘못된 일이 아니다. 바르게 앉는 것을 도와주는 작은 웨지모양의 쿠션을 아이에게 가져다 주는 것도 추천할만한 일이다.

앞쪽 그림에 있는 아기는 아직 두 살도 안됐다. 오늘날 많은 어린이와 마찬가지로, 평평한 바닥에 앉을 때 이 남자 아기 또한 이미 엉덩이가 처져 있다. 허리 아랫부분이 둥근 모양을 하고 목이 짧아지는 것을 주목해보자. 아기는 자신의 몸을 지탱하기 위해서 손을 바닥에 대고 있는데, 그러나 좌골 밑에 엉덩이를 들어올려주는 것을 놓아 주게 되면 아기의 몸이 어떻게 자신의 몸을 지지해야 하는지를 기억하게 된다.

당신의 자녀가 어떻게 백팩(backpack 배낭)을 메고 있는지를 주목해보자. 백팩은 지나치게 무겁지 않은 정도로 허리 위로 짊어져야 한다.

예를 들면 이 책에서 제시하는 그림들 및 내용들과 같은 정보와 지식을 자녀들과 함께 공유하는 것이, 부모가 왜 그토록 자녀가 컴퓨터 앞에 앉는 방법, 백팩을 짊어지는 방법, 그리고 어떤 방법으로 스포츠 활동을 하는지에 신경을 쓰며 관심을 갖는 이유를 이해하는데 매우 유용한 도움이 되리라고 본다.

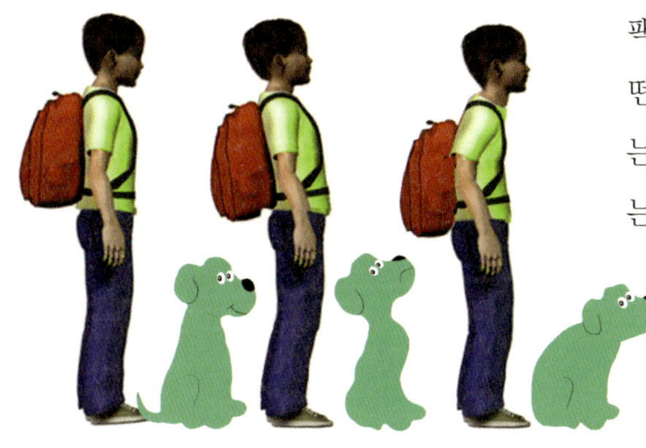

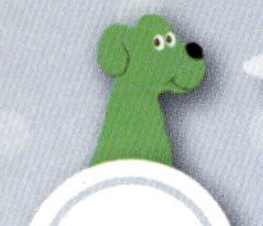

05 교사로서 할 수 있는 것들

이 남자 아동은 책상이 변변치 않게 설계되었음에도 불구하고, '행복한 강아지'자세로 앉는 것을 아주 잘 실천하고 있다. 의자의 가장자리부분에 앉음으로써, 좌골의 뒷부분을 충분히 확장시킬 수 있으며 곧은 척추의 길이를 유지할 수가 있는 것이다. 만약 의자가 살짝 앞으로 기울어져 있거나

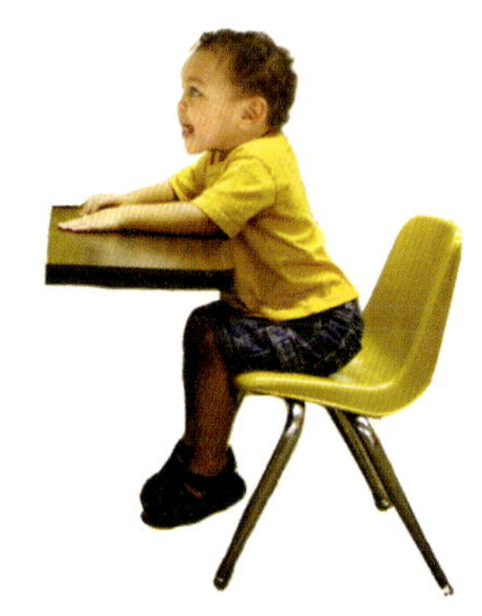

'안정된 골반의 위치'

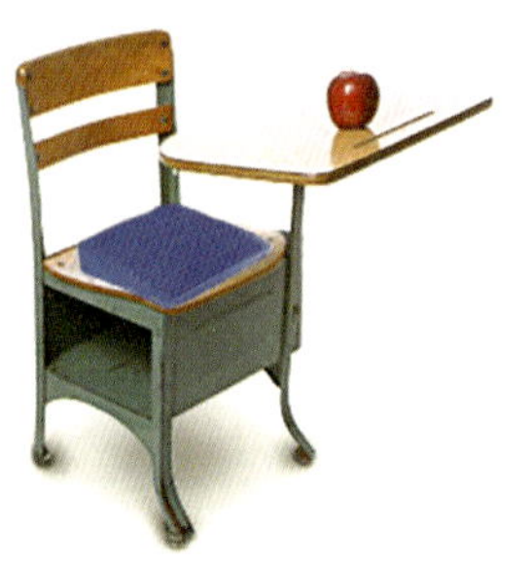

를 위한 웨지 쿠션을 놓아준다면 훨씬 더 바른 자세를 하는데 도움을 줄 것이다. 책상 표면이 이 아이에게 너무 높아, 그로 인해 어깨가 귀 가까이까지 들어올려지게 된다. 이상적인 책상이란 살짝 경사가 져있거나 조정 및 개조가능한 것이다.

불행하게도, 대부분의 학교책상들이 허리와 엉덩이가 밑으로 깊게 빠지도록 되어 있어, 그로 인해 골반이 아래로 처질 수밖에 없게 된다. 학교 관계자들과 협의하여 학생들에게 걸맞는 책상과 의자로 교체하도록 하자. 학생들로 하여금 '행복한 강아지' 자세의 골반으로 앉을 수 있는 방법을 제공해준다면 학생들이

누리게 될 혜택은 매우 클 것이다. 학교가 이를 시행할 재정적 여유가 없다면, 학생들에게 대안적 혜택을 가져다 줄 수 있는 웨지나 큰 공 모양 큰 의자 구입을 위한 학부모 공청회를 열어 모금행사를 추진할 수도 있다. (부록 참조)

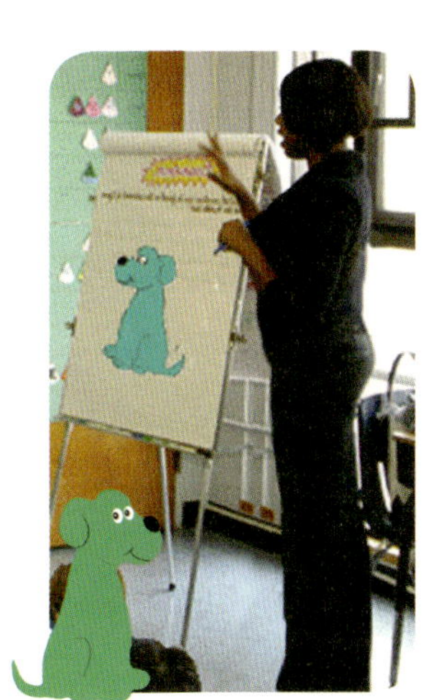

학생들에게 자연스런 골격 정렬에 대한 개념을 소개하자. PART2에 나와 있는 '지침과 지시사항'을 일일 교육과정의 한 부분으로 포함시켜, 매일 매일 학생들로 하여금 규칙적으로 자신들이 앉는 자세와 서 있는 자세에 관심과 주의를 기울일 수 있도록 환기시키자. 학생들로 하여금 '행복한 강아지'의 자세를 상기하도록 도와주어야 한다. 그 결과, 학생들은 자신들이 하고 있는 모든 활동에서 어떻게 정렬된 골격의 지지를 얻을 수 있는지를 깨닫게 될 뿐만 아니라, 학습에 필수적인 원활한 산소 공급이 훨씬 효과적으로 이루어질 것이다. 이 외에 학생들에게 돌아갈 또 다른 혜택은 학생들의 집중력 배양이다. 이 같은 자질은 학생들의 인생 전반에 매우 유용한 힘으로 작용한다.

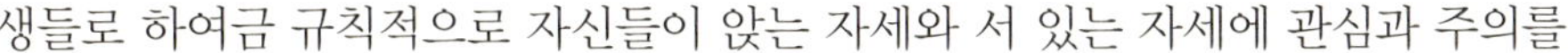

학생들이 허리 등받이에 기대지 않도록 권장하자. 이것은 학생들이 엉덩이를 지지 기반으로 하여 책상을 향해 살짝 앞으로 기울어지게 하여 안정된 골반과 곧게 바로 선 척추를 확보하는데 매우 큰 도움을 준다. 더불어 학생들에게 제대

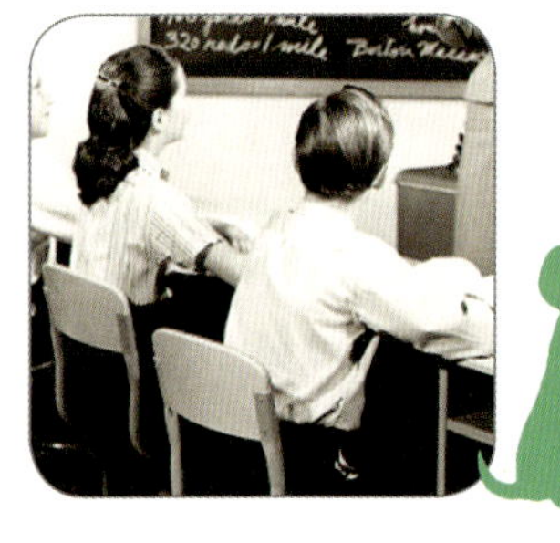 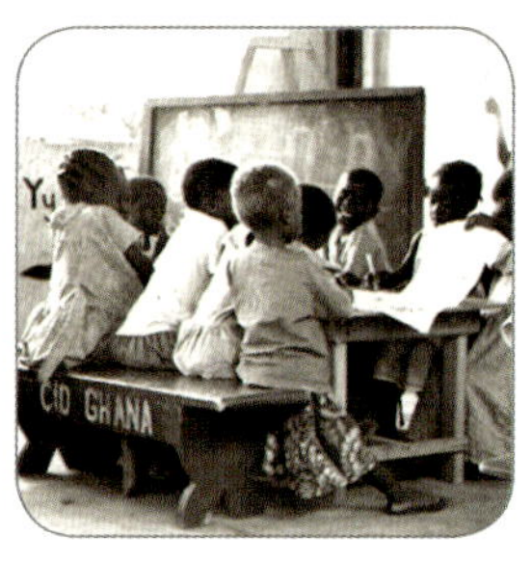

로 된 등받이 이용법을 교육할 수 있다. (PAPT2 참조) 교실에서 '불행한 강아지'를 목격했을 때 즉시 이를 학생들에게 환기시켜주자. 이것은 학생들에게 바른 골격 구조 형성을 위한 제 1 단계, 앉을 때 골반을 본래의 제 위치에 돌려놓는 것이다라는 사실을 명심하는데 도움을 줄 것이다.

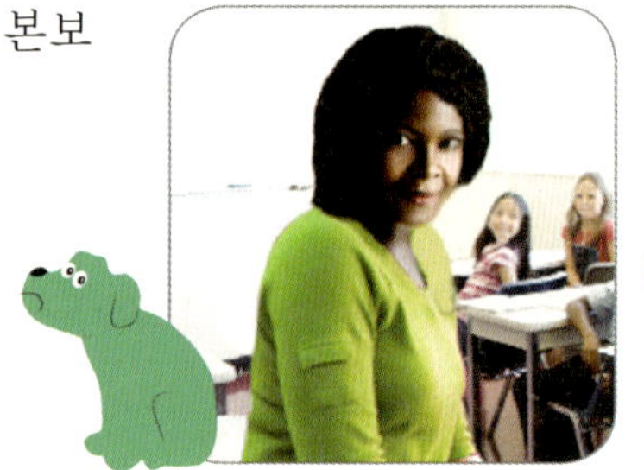 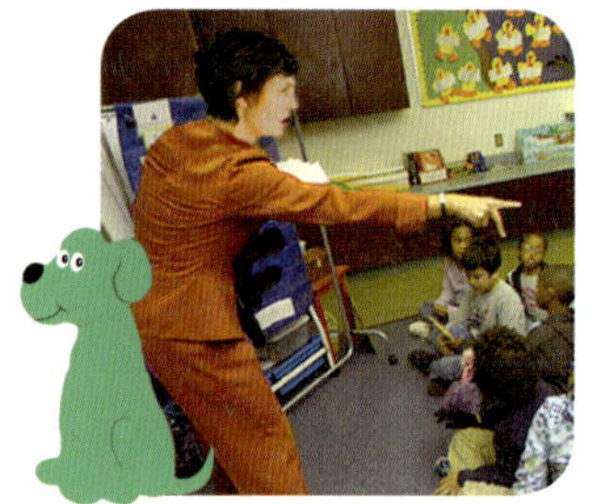

교사 스스로가 본보기가 되어 지도해야 한다. 당신의 몸 골격이 바르게 정렬되고 충분히 이완하도록 습관화돼야 하며, 결국 이것이 스스로 깨우쳐 인식하게 하는 씨앗을 심는 것이다. 시간이 흘러감에 따라, 이러한 씨앗들이 싹을 틔워 훌륭하게 자랄 것이다. 향후 몇 년 후에, 학생들이 성장하여 이렇게 중요한 가르침을 체화體化할 때 비로소 결실을 맺게 될 것이다.

06 체육 및 스포츠 활동을 지도할 때

어린이들에게 제 위치에 있는 좌골과 온전하게 확장된 척추, 그리고 원활하게 움직이는 무릎으로 신체활동을 하는 방법에 대하여 설명을 해 주는 것과 동시에 이를 위한 시범 자세를 보여 주도록 하자.

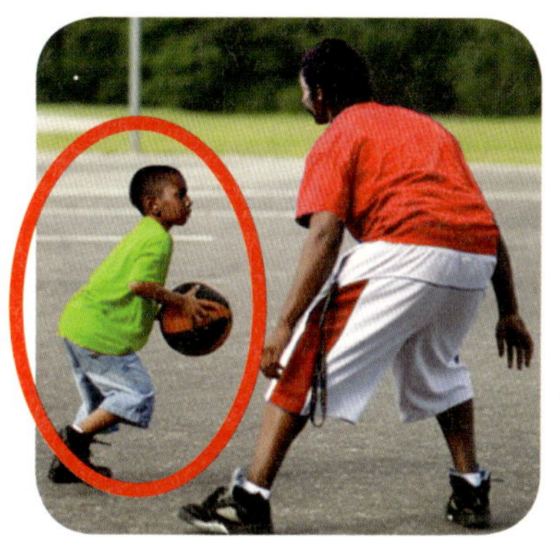
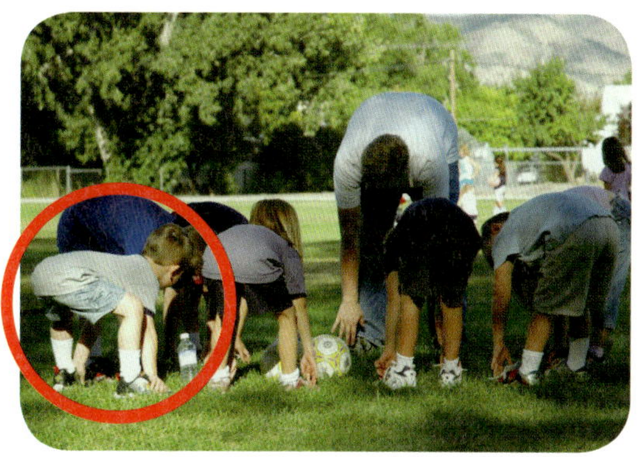

매년 삼백만의 어린이들이 스포츠와 관련된 부상에 시달리고, 수백만의 사람들은 '말 못하는' 만성적 통증으로 고통 받고 있다. 위 사진에서 성인들보다는 오히려 빨간색 원이 쳐진 두 어린이가 곧게 제대로 확장된 척추 상태로 움직이고 있는 건강한 습관을 보여주는 본보기 모델이다.

자연스럽게 골격이 정렬된 어린이들은 압박받지 않은 무릎과 제대로 확장된 척추를 유지하면서 힘들이지 않고 몸을 움직일 수 있다.

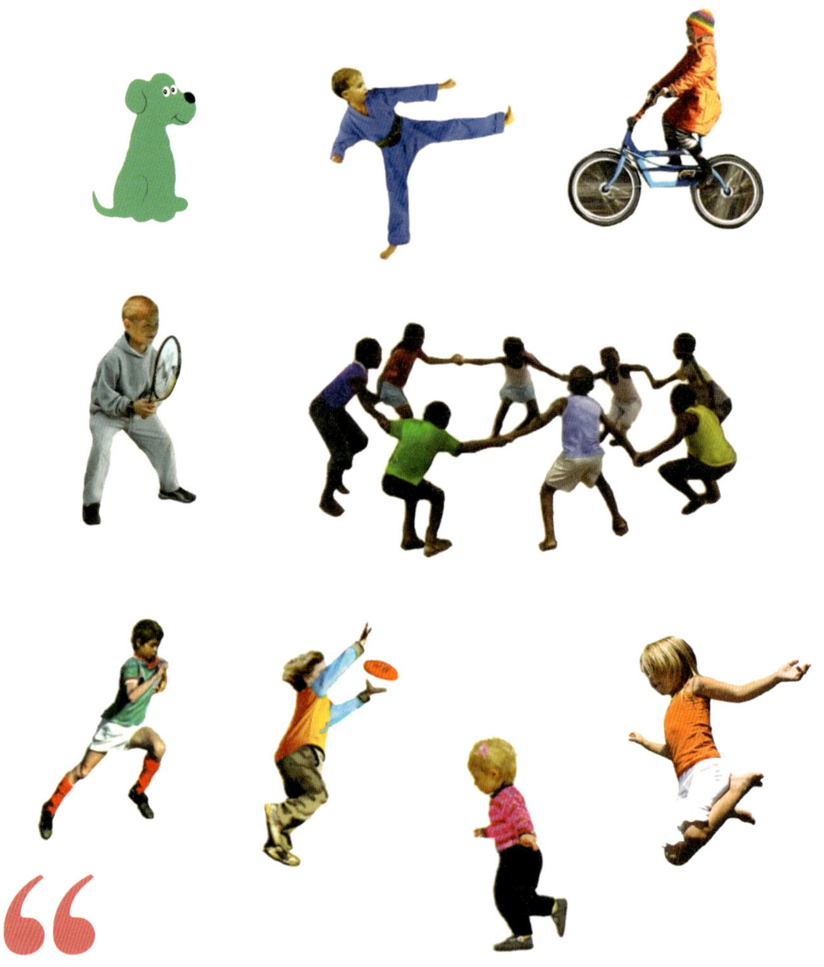

"
운동은 우리에게 여러 가지 혜택을 제공해 주지만, 그러나 어떻게 운동하는 것이 일생에 걸친 건강의 밑바탕이 되고 있는 습관들을 조성해 주는지 혹은 아닌지를 결정한다.
"

압박 된 척추와 제 기능에 제약 받는 관절의 어린이들은 몸의 긴장과 스트레스를 유발하며 힘들게 몸을 움직인다.

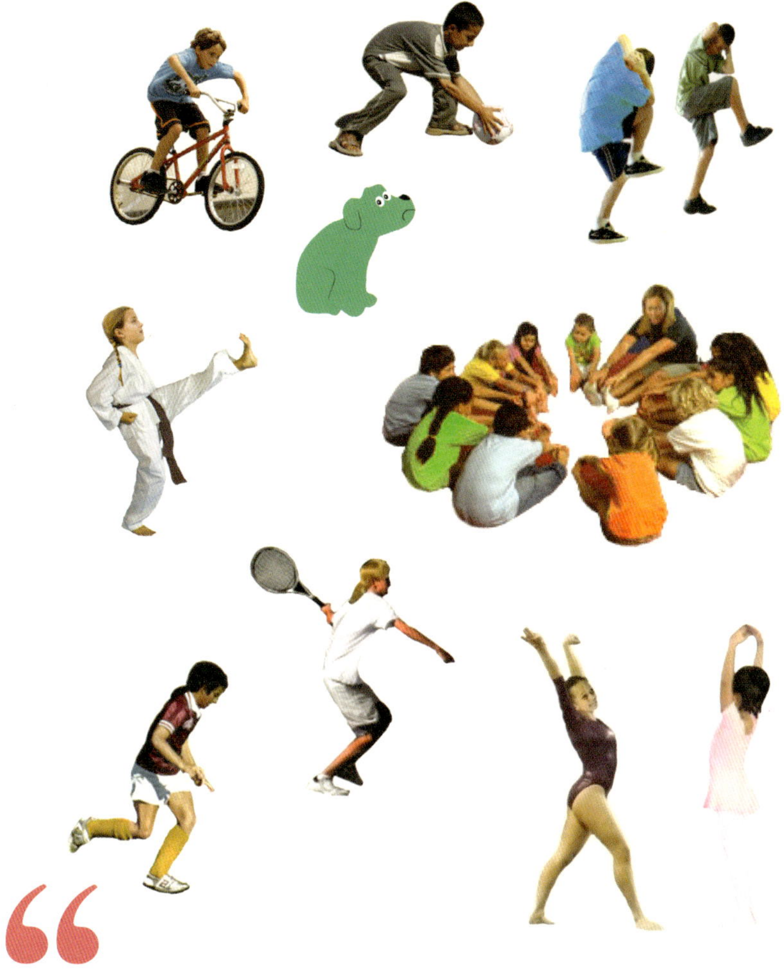

바르지 못한 골격구조를 유지한 채, 운동을 하면 그릇된 몸의 습관을 악화시킬 뿐만 아니라 종종 몸의 심한 긴장과 부상을 초래한다.

07 신경 통로 척추

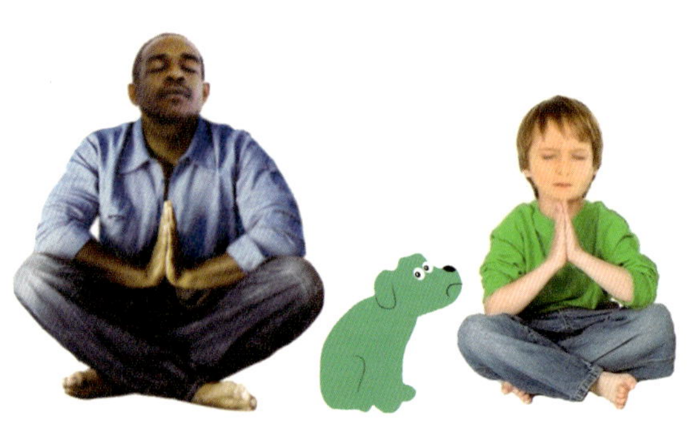

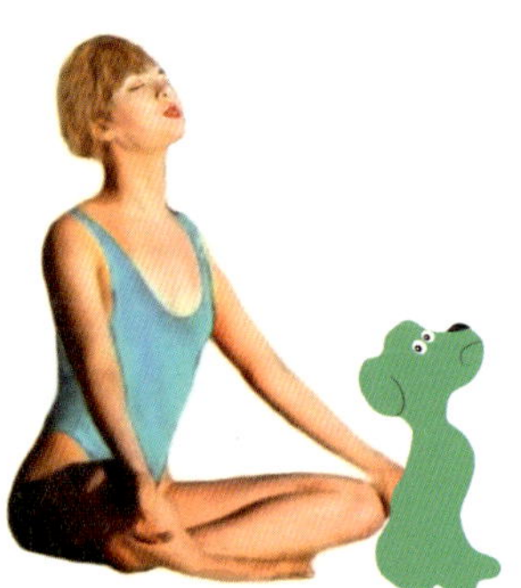

잘못 정렬된 척추는 몸이 완전하게 이완되는 능력을 방해한다.

점점 더 늘어가는 증거가 명상을 통한 심리적, 정서적, 그리고 신체적 건강을 증진시켜주고 있음을 보여준다. 이 같은 명상이 주는 이점 중의 하나가 몸의 긴장을 풀고 편안하게 하는데 결정적 요건이라 할 수 있는 자기인식(스스로 깨우치고 지각하는 것)을 배양해 주는 것이라 하겠다. 바르지 못한 골격은 근육이 제대로 이완되는 것을 방해한다. 명상과 몸을 이완시키는 기법들이 신경계를 안정시키는데 도움을 주기 때문에, 이러한 명상과 몸을 이완시키는 것을 꾸준하게 연습·실천하는 것이 학습 장애나 ADHD(Attention Deficit/Hyperactivity Disorder, 주의력 결핍 과잉행동 장애는 아동기에 많이 나타나는 장애로, 지속적으로 주의력이 부족하

여 산만하고 과다활동, 충동성을 보이는 상태)로 힘들어 하는 아동들을 위한 성공적인
해결방안으로 소개되고 있다.

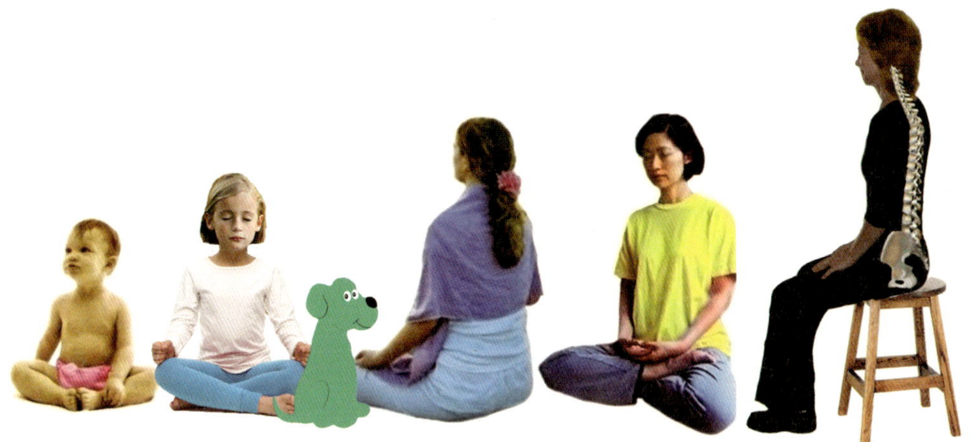

아주 어린아이들은 제대로 정렬된 골반과 바로 선 척추의 지지를 바탕으로,
매우 자연스럽게 앉아 완벽한 명상의 자세를 취할 수 있다. 이런 환경이 근육의
이완을 도와 마음을 차분하게 한다. 앞 페이지 위쪽에 있는 그림이 보여주는 바
르지 못한 골격의 정렬과 몸의 긴장에 의해 방해 받는 것과는 달리, 에너지가
몸 전체를 통해 자유롭게 움직일 수 있다. 오직 정렬된 골격의 지지를 통해서만
이, 근육이 온전히 이완되어 편안한 상태를 유지하는 것이 가능하다.

08 힘이 세다는 것은 어떤 의미일까?

누가 더 힘이 셀까?

몸피 근육의 힘으로 무거운 역기를 들어올릴 수 있는 보디빌더일까요?

아니면 정렬된 골격에서 비롯된 체내 깊은 곳에서 나오는 힘과 체력으로 많은 양의 무거운 돌을 머리 위에 이고 쉽게 운반하는 작은 체구의 여성일까요?

이런 유형의 힘은

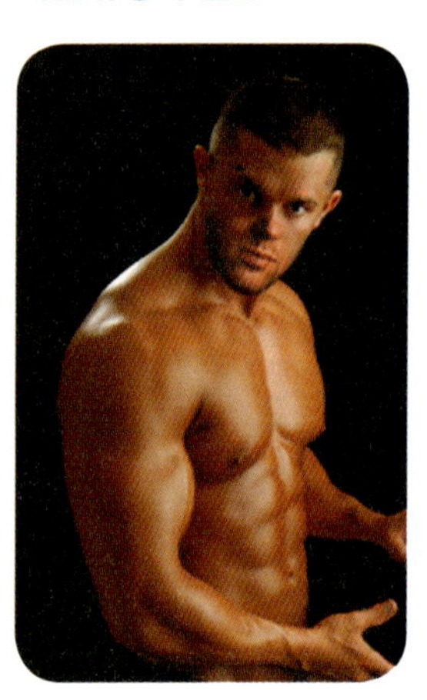

- 부자연스럽게 발달된 근육 만의 힘이다.

- 이런 힘을 유지하기 위해서 반복적으로 훈련 및 단련해야 한다.

- 척추를 압박하여 척추가 짧아진다.

- 관절의 운동범위가 제한적이다.

- 횡경막의 자연스런 탄성을 잃고 있다.

- 과도하게 발달된 불룩이 큰 근육 속에 항상 만성적 긴장이 존재한다.

- 몸의 이완과 관계된 부교감 신경을 방해한다.

이러한 유형의 힘은

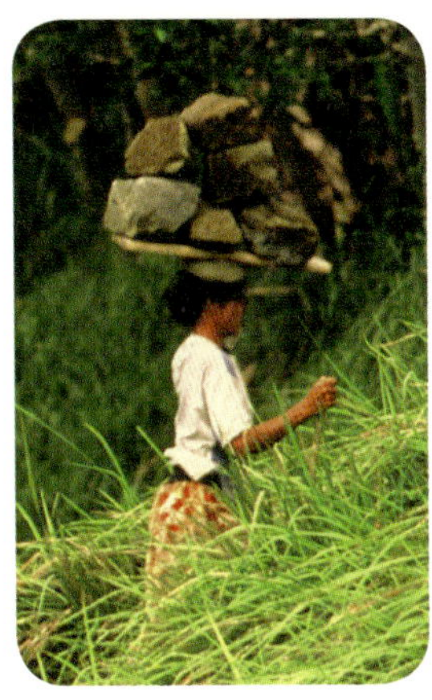

- 바르게 정렬된 뼈와 탄력적인 근육 간의 상호작용에서 나오는 힘이다.
- 매일 매일 일상적인 활동 속에서 강화된다.
- 척추를 올바르고 곧게 세워주고 있다.
- 관절의 자유롭고 유연한 움직임을 배가시켜준다.
- 횡경막의 자연스런 탄성을 유지시켜준다.
- 근육의 탄성을 향상시켜준다.
- 신경계를 강화시키고 몸의 이완을 촉진시킨다.

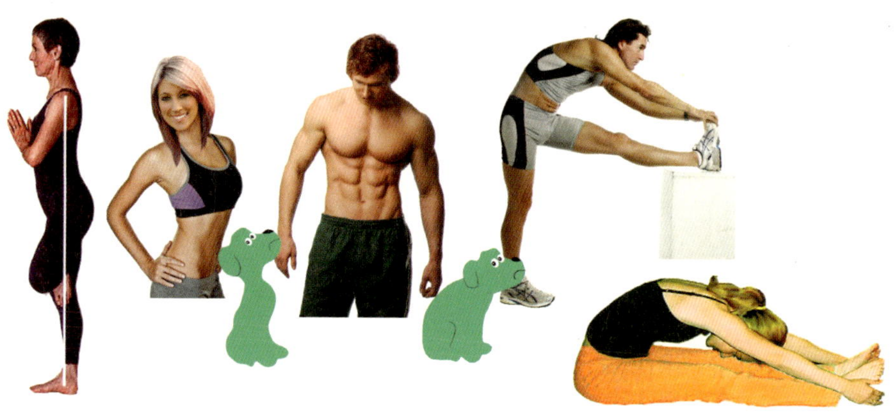

인위적으로 몸을 '조각하듯 만들고' '끝내주는 명품복근'과 같은 특정부위의 근육을 발달시켜 전체적으로 근육이 울룩불룩하게 잡힌 외모 가꾸기가 오늘날의 현대인에게 있어서는 하나의 현상과도 같다. 우리는 스스로에게 우리의 몸을 지지해주기 위해서 바른 골격구조가 아닌, 근육의 힘이라고 잘못된 확신을 갖고 있다. 이런 인식에 그 어떤 의심도 품지 않은 채, 현재 수백만의 사람들이 이같은 문화적 현상이 만드는 기준이 우리의 건강과 행복에 필수조건임을 굳게 믿고 있으나, 궁극적으로는 우리가 소원하는 이 두 가지, 건강과 행복이 가능하지 않다는 것이다.

운동은 스태미너의 증강, 혈액순환과 지방 및 칼로리 소비의 촉진, 그리고 일시적 근육의 긴장 완화를 포함하여 많은 긍정적인 효과가 있다. 그러나 불행하게도, 골격이 바르지 못한 상태에서 하는 운동은 부상 뿐만 아니라 관절과 척추의 퇴행을 초래한다.

횡경막 고유의 움직임을 제한하고 관절을 뻣뻣하게 만들고 척추를 압박하며 충분히 이완되지 못한 채 긴장된 상태로 과도하게 근육을 발달시키는, 이와 같은 자연 본연의 상태로부터의 왜곡된 모습이 과연 "건강한 체형"이라고 명명命名될 수 있을까?

진정으로 건강한 체형은 힘들인 노력 없이 긴장이 풀린 편안한 상태이며 유연한 관절과 곧게 뻗은 척추에 바탕을 둔다.

인체 본연의 바르게 정렬된 골격을 가진 사람들은 부상의 위험이나 만성적 통증과 고통으로 시달릴 확률이 현저히 줄어든다. 이런 사람들에게는 근육의 긴장이 거의 없기 때문에, 뭉쳐 있는 근육을 풀어주기 위한 해결책으로 '운동하는 것'에 중독되지 않는다. 그들에게 신체활동은 쉬우면서도 즐거운 것이다.

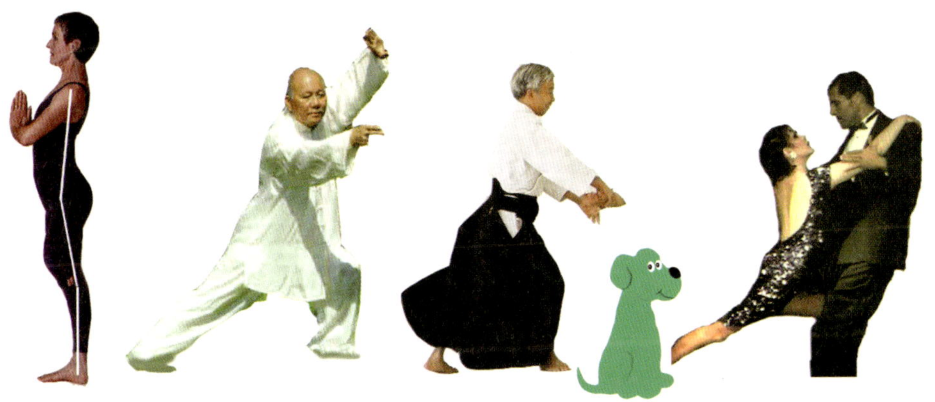

09 우리 몸을 회전하는 바퀴로 체험하기

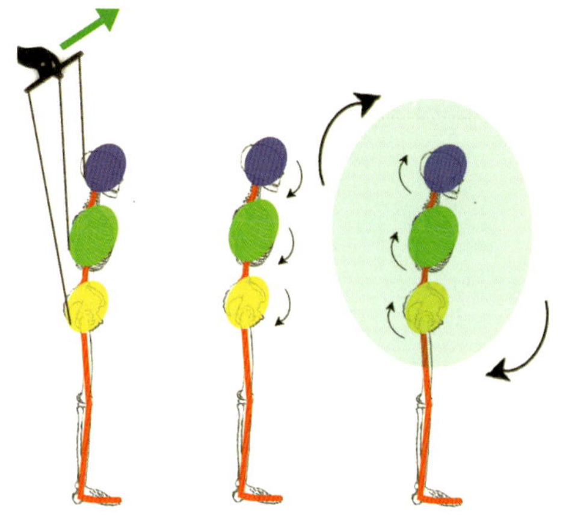

몸 뒷부분에 꼭두각시인형줄이 부착된 것처럼 상상하는 것은 우리 몸이 정력적으로 제 기능을 발휘할 때를 체험하는 매우 효과적인 방법이다. 골반, 흉곽, 그리고 두개골을 둥근 원 모양으로 그리면, 뼈로 구성된 이 세 구조의 기능이 마치 앞을 향해 나아가는 '바퀴' 같음을 이해하는데 도움이 된다. 아기들과 여전히 바르게 정렬된 골격을 유지하고 있는 성인들이 이같은 사실을 의식적으로 인지하든지 아니든지 간에, 이것이 그들 자신의 몸을 느끼는 방법이다. 자연법칙에 순응하며 우리 몸을 가장 효과적으로 움직이게 하는 것이 바로 이처럼 위쪽으로 회전하며 앞을 향해 나아가게 하는 힘, 즉 추진력이다. 앞으로 나아갈 때, 머리가 뒤로 젖혀지지 않고 앞쪽으로 살짝 숙이고 있는 점에 주목하자.

이같은 과정에서, 이 세 개의 작은 바퀴들이 지속적으로 앞을 향해 돌고 있는 하나의 더 큰 바퀴로 체험할 수 있을 것이다. 이런 방향이, 만약 우리가 본연의 골격구조로 정렬되어 있다면, 우리가 걷고, 뛰고, 앞으로 허리를 구부리고 마루나 의자에서 일어날 때, 우리 몸이 '진행하는' 방향인 것이다.

이같이 '앞으로 회전하는' 움직임은 언제나 지면地面과 깊은 연관성으로 균형이 맞춰진다. 이 지면과의 연결성이 일차적으로 쉬운 동작이 가능해지도록 만들어 준다. 벽에 오르기 위해 점프 준비를 하는 고양이를 생각해 보자. 벽이 높으면 높을수록, 고양이는 더 깊숙이 몸을 웅크리게 되는데, 이것은 위 앞쪽 방향으로 도약하는데 필요한 '에너지'를 끌어 모으기 위해서 최대한 깊이 자기 몸을 땅에 밀착시키기 위함이다. 이 에너지를 '지면반력(ground reaction force 인체가 외부 물체에 대해 힘을 가하면, 이 물체는 크기가 같고 방향이 반대인 힘을 인체에 가하게 되는데, 외부물체가 지구〈earth〉인 경우를 지면반력이라고 한다. 쉽게 설명하면 지구가 신체를 밀어 올리는 힘)'이라고 하는데, 이 힘은 모든 척추동물에게 필요불가결한 요소다.

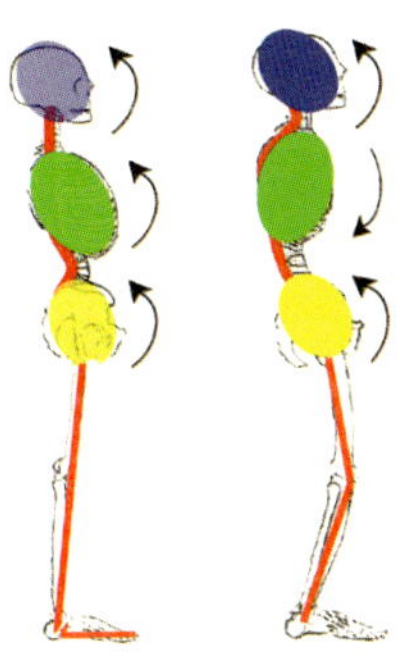

뼈로 이루어진 위의 세 '바퀴' 중 어느 하나라도 잘못된 방향으로 회전시킨다면 우리 몸은 지면반력 연결 능력에 혼란을 초래한다. 이런 결과가 비효율적인 몸의 움직임, 심하게 뭉친 근육, 관절의 뻣뻣함, 척추 압박, 몸 속 에너지 흐름의 장애 뿐만 아니라 경미한 낙상과 사고에도 부상과 만성적 통증으로 이어진다는 것이다. 현대문명을 살고 있는 오늘의 사람들이 자신의 몸을 힘들이지 않고 우아한 몸의 움직임이 가능한 본연의 인체구조로 회복하는 방법을 체득할 때까지, 수직축을 중심으로 설계된 인체구조에서 벗어나 잘못 선택한 방향은 여러 복잡한 문제점을 초래할 것이다.

10

배운 대로 걷기

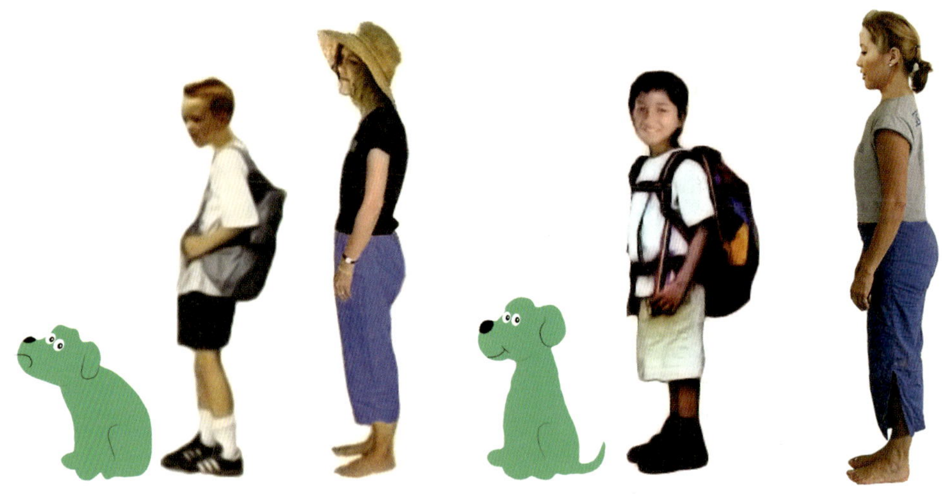

아이들과 성인들은 각자 서로 어떻게 앉고 서 있는지를 서로에게 주의를 기울여 주목하여 도울 수 있다. 만약 당신이 이런 배움의 과정을 하나의 공통된 목적을 향해 서로에게 도움을 주면서 아이와 함께하는 즐거운 모험으로 간주한다면, 당신과 아이 둘 다 성공할 확률이 훨씬 높아진다.

우리 몸을 본연의 바른 골격구조로 되돌리기 위해서는 무수한 연습 뿐만 아니라 인내도 필요하다. 앞으로 전개될 내용들을 배우고 아이와 함께 체득할 때,

당신의 교육은 비판적이고 잔소리가 아닌, 편안하게 즐기는 것이 되도록 염두에 두어야 할 것이다. 유머감각 또한 잊지 말기를! 자신의 골격구조 개선에 결연한 의지를 몸소 실천하는 성인들이야말로, 끊임없는 연습의 반복과 같은 힘든 도전에도 불구하고 골격을 바르게 정렬하기 위한 노력이 대단히 가치 있는 일이라는 명확한 메시지를 보여주는 것이다. 아이들은 이 점에서 당신을 존경할 것이며 훨씬 더 열정적으로 가르침을 받아들일 것이다.

골격을 바르게 정렬함으로써 당신의 전반적인 건강 개선을 위한 근본 토대를 마련하고, 이런 연습 과정을 현재에 좀 더 충실하며 자신의 삶에 집중하는 방법을 체득할 수 있는 계기로 삼을 수 있다. 이같은 자질과 능력이 우리가 아이들에게 줄 수 있는 귀한 선물일 것이다. 당신과 당신의 아이가 이러한 지식과 방법을 터득하면, 골격구조의 바른 정렬로 인해 우리가 누리게 될 혜택들이 얼마나 엄청나며 대단한지를 이해하게 될 것이다.

Part2

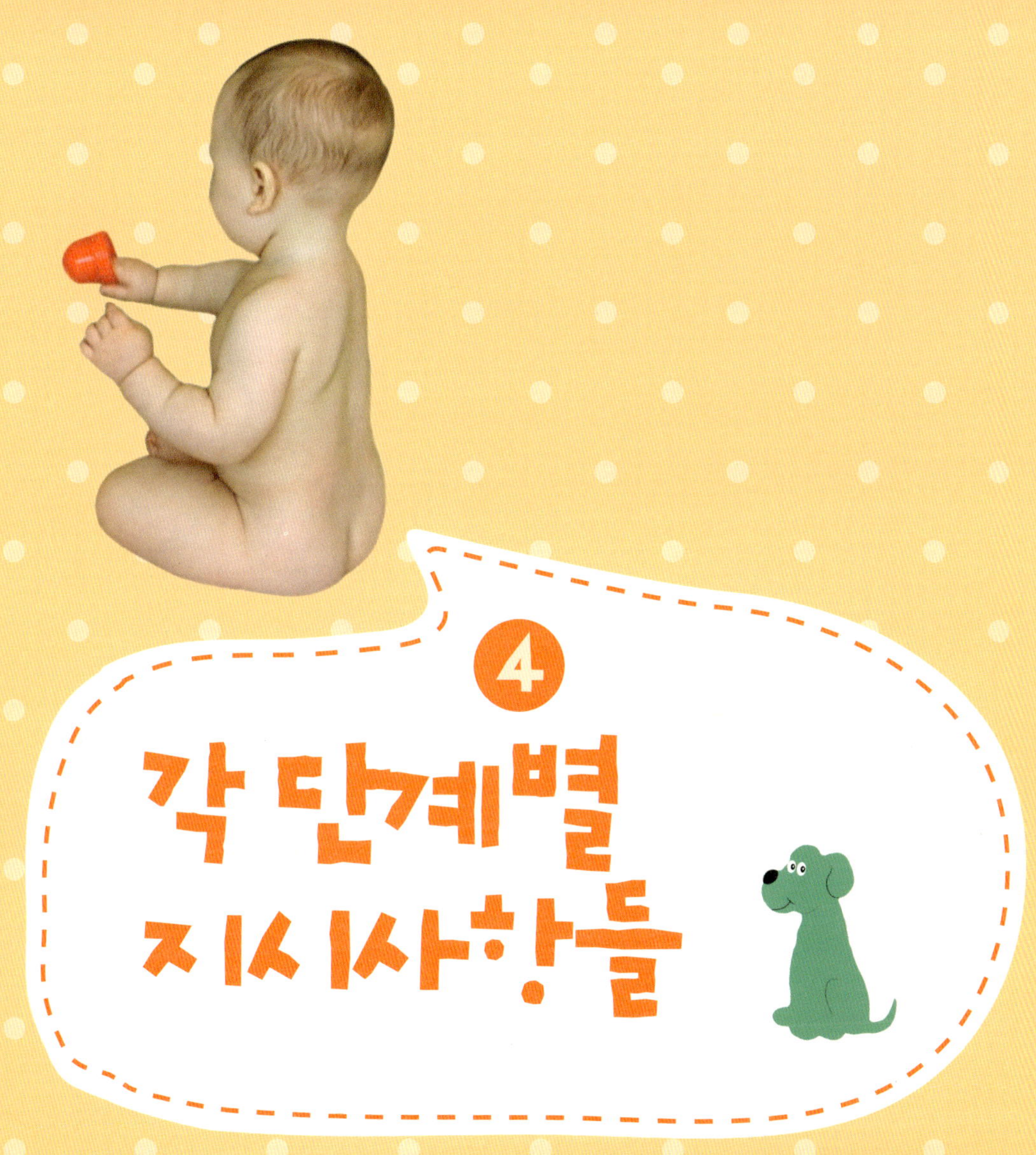

PAPT2는 성인과 아동이 함께 하며 배우는 지침서이다. 물론 이 책은 초등학교 고학년 어린이들을 염두에 두고 집필하였으나 성인을 위한 로드맵이기도 하다. 아동들은 매 단계별로 그 순서에 맞게 지도할 필요가 있다.

성인을 위한 당부의 말

PAPT2는 성인과 아동이 함께 하며 배우는 지침서이다. 물론 이 책은 초등학교 고학년 어린이들을 염두에 두고 집필하였으나 성인을 위한 로드맵a road map 이기도 하다. 아동들은 매 단계별로 그 순서에 맞게 지도할 필요가 있다. 이 책의 PAPT1은 아이와 함께 읽어 가며 책에 실린 사진들에 관하여 토론하고, 골격을 바르게 정렬하는 것이 왜 중요한지에 대한 관심을 갖도록 한다. PAPT2의 세부 내용에 대한 아이의 관심 정도와 이해능력을 고려하여, 아이에게 내용을 소개하기 전에 이 내용들을 꼼꼼히 읽고 살펴보는 것 또한 도움이 될 것이다.

다음에 소개될 단계들에 따라 연습을 하는 과정에서 당신의 오랜 세월 지속된 자세나 습관들을 탈피·무시하게 될 것이니, 당신과 당신의 자녀가 하고 있는 일부의 자세나 동작이 처음에는 이상하게 느껴질 수 있다는 점을 기억해 두자. 당신의 몸이 스스로 이런 지침들을 많이 이해하면 할수록, 당신의 아이에게 이런 지침의 내용들을 더 잘 지도할 수 있을 것이다.

● 이 책에 나와 있는 바른 자세를 취하고 있는 '꼭두각시 인형' 그림들을 참조하여 어떤 몸의 긴장도 하지 말고 당신 자신의 몸 안에 그림에서 본 내용들을 새겨 넣으려 노력하자. 만약 조금이라도 몸의 불편이나 통증을 느낀다면 즉시 멈춰라. 모든 지침과 지시사항을 숙지한 후에 다시 천천히 시도해 보자.

- 만약 당신이 지시사항에 혼동을 일으킨다면, 다른 성인에게 당신과 함께 그 단계별 지시 사항들을 따라해 볼 것을 부탁해보자.(당신 지역 내의 선생님들을 위해서는 부록을 참고할 것.)
- 이러한 방법들을 실행할 때 처음에는 종종 '이상한 느낌'을 가질 수가 있다. 당신의 '평상시의 자세와 습관'과 다른 무언가를 체험하는 것이기 때문에, 이렇게 받아들이는 것도 당연할 수 있다.
- 당신과 아이에게 줄 피드백(feedback 교정학습)을 위해서 거울과 디지털 카메라를 사용한다. 꼭 두각시 인형의 줄이 몸의 앞부분에서 위로 당겨지고 그리고 느슨해진 그 이 후에 몸의 뒷부분에 부착되어 위로 당겨질 때, 각각 무엇을 보고 무엇을 느끼는지에 주목해보자.
- 포기하는 법이란 없다! 비록 체득하고 실행해야 할 것들이 많다고 느껴지더라도, 오랜 세월 계속된 습관을 바꾸고 있는 중이며 이것으로 인한 이상함은 곧 사라질 것임을 자기 자신에게 상기시키도록 하자.
- 당신이 하고 있는 것을 느끼도록 한다. 생소한 지시사항들을 지나치게 분석하기 쉬우나, 일단 기본 개념들을 이해했다면, 생각에서 벗어나 느끼고 있는 몸으로 빠져 들자. 마음을 편안하게 갖고 몸의 긴장을 풀도록 하자! 평안과 안락한 삶을 위한 당신의 여정이니 이를 길잡이로 삼도록 하자.

통증에 대하여 : 불편한 느낌을 구별하는 법을 배워보자. 불편한 느낌이 꼬집듯 아픈 것인지 아니면 당기는 느낌인지 자신에게 물어본다. 쥐어짜듯 아픈 통증은 반드시 피해야 하는 것이지만, 운동과잉으로 인해 근육이 심하게 당기거나 혹은 오랜 동안 운동을 하지 않아 근육이 스트레칭하는 느낌으로 당기는 느낌이 들

수 있기 때문이다. 이러한 느낌을 주의 깊게 살펴볼 때 당신 스스로 이 느낌들을 구별할 수 있게 될 것이다.

PAPT2에서는 본연의 자연스런 방법으로 앉고 서고, 허리를 구부리고 걸으며, 잠을 자는 방법에 대하여 보여주고 있다. 웬만큼 자란 아동들이 따라 읽을 수 있도록 글자 크기가 크게 인쇄되어졌는데, 반드시 아동들이 완전하게 이해하도록 주의 깊게 지도해야 할 것이다. 지시사항들은 아주 간단한 언어와 설명으로 시작하지만, 곧 내용이 세부적이 되며 '압박'과 같은 단어들과 해부학적 용어들이 많이 포함되어 있다. 이것을 당신의 아이가 새로운 단어나 개념을 배울 수 있는 기회로 활용해 보는 것도 좋다.

아이들은 자주 자신들의 몸에 대해 말하거나 경험에 의한 방법으로 몸을 사용하는 것에 익숙하지 않다. 만약 아이들이 단체로 함께 있는 환경에서는, 처음에 긴장하거나 멋쩍어 웃음을 보이거나 아니면 모두 조용해지는 경우가 있다. 성인들은 '몸 안에 존재하는' 자기 자신을 알게 되는 중요한 가치를 강조하는 것과 동시에 재미있고 편안하게 즐길 수 있는 분위기를 조성해 아이들의 긴장과 불안감을 해소할 수 있다. 아이들에게 이러한 배움의 과정을 자신들과 함께 하고 있

음을 그리고 이와 같이 함께 하는 경험을 통해 서로가 서로를 지도하는데 도움
을 줄 수 있음을 명심하게 한다. 어린이들은 상호 학습 과정에서 자신들이 파트
너 역할을 하고 있는 것에 고마움을 느낄 것이다.

일단 골격의 바른 정렬에 대한 세부적 내용들을 파악하게 되면, 어린이들은
적극적으로 반응할 것이다. 아이들이 자신들의 몸을 통해 배우고 느낀 경험들을
공유하도록 격려를 많이 하면 할수록, 아이들의 수업 참여는 훨씬 더 많이 열정
적으로 할 것이다.

이런 수업 내용들은 작은 수업 단위로 이루어질 때 가장 잘 지도할 수 있다.
일단 정보와 지식이 학습이 되었다면, 그 다음 순서에 기억해야할 것들이 배치
되고 세부적 내용들은 하루 동안 내내 강화되도록 한다. 가장 효과적인 접근 방
식은 수업시간을 짧게 하고 처음에는 정보 및 지식을 소개하고 그런 다음 심화
학습을 그 이후 반복학습 또는 다른 학습활동을 하도록 수업을 설계 · 구성하는
것이다. 새로운 정보와 지식을 소개할 때는 언제나 그 전에 배운 내용을 몇 분
동안 복습 · 상기하는 것으로 시작한다. 이런 학습내용을 몸과 마음에 충분히 습
득하기 위해서는 어느 정도 반복학습을 필요로 한다.

　무엇보다 중요한 것은, 배우는 과정에서 아이들이 하는 그 어떤 것에 대해 비판을 하거나 놀려서는 안된다. 이런 배움의 내용들은 격려와 공유 그리고 당신과 아이들 자신의 받아들이고 인정해주는 대화가 오고 가는 환경에서 체득 된다는 사실을 잊지 말자.

　배움과 체득의 과정을 즐기자! 당신이 긴장을 풀고 편안한 상태일수록, 당신의 몸이 훨씬 더 효과적으로 반응하여 '본연의 집(인체)'으로 향하는 길을 안내해 줄 것이다.

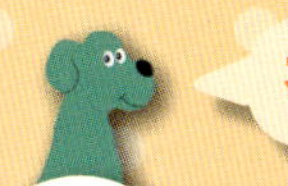

01 근골격계

지구는 우주 안에서 자전과 공전을 하는 거대한 공과 같다. 우리가 지구의 어느 위치에 있더라도 떨어지거나 넘어지지 않는 이유는 바로 **중력** 때문이다.

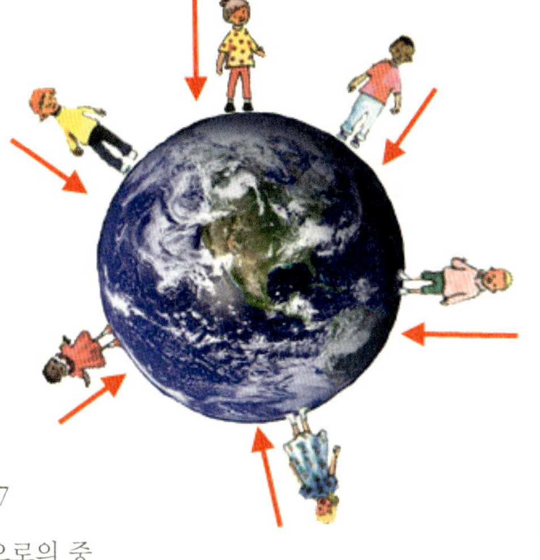

중력이란 모든 물체를 지구의 중심으로 향하도록 끌어당기는 힘을 말한다. 이 힘이 플럼 라인(plumb line 제7번 경추의 중심에서 내린 수선으로 신체 하방으로의 중력전달축을 가리킨다) 즉 '**중력의 수직축**'이라고 불리는 수직의 직선을 따라 모든 사물을 지구 쪽으로 잡아당기고 있다.

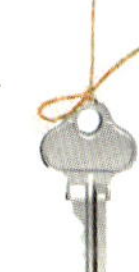

당신은 언제나 당신 주위에서 중력이 작용하고 있는 것을 볼 수 있다. 만약 당신이 손에 들고 있는 단단한 물체를 놓아버린다면, 그 물체는 이 수직선을 따라 땅으로 곧장 떨어질 것이다. 옆쪽 방향도 위쪽 방향도 아닌, 언제나 바로 아래로 떨어지는 것이다. 이것이 지구의 중심을 향하여 물체를 아래로 잡아당기고 있는 중력이다.

열쇠에 끈을 매달아 열쇠 끈을 잡고 있으면 그 열쇠는 당신의 발을 향해 곧장 아래로 매달린다. 이런 상황은 중력이 작용하는 것으로, 지구의 중심을 향하도록 열쇠를 끌어당기고 있는 것이다.

이 같은 일은 심지어 지구의 정 반대편에 서 있는 사람에게도 똑같이, 열쇠가 지구의 중심을 향해 떨어진다는 사실이다.

비계(飛階 scaffold 건축공사 때에 높은 곳에서 일할 수 있도록 설치하는 임시가설물)란 수직의 기둥들과 수평으로 놓인 막대기들이 서로 서로 연결되어 있는 틀 모양을 하고 있는 구조물이다.

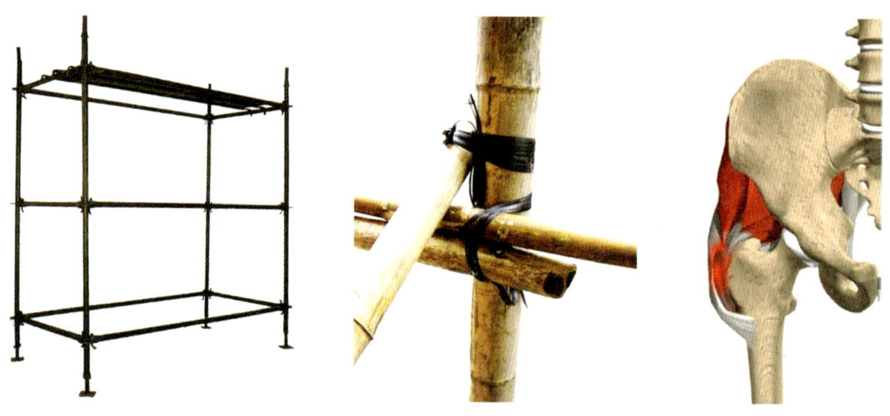

당신의 골격이 이은 비계 역할을 하는 것으로, 당신의 몸 전체를 지지하기 위한 하나의 틀로서 근본 토대를 이룬다. 어떤 지역에서는 대나무 가지들을 노

끈으로 서로 서로 묶어 비계를 만드는데, 마치 우리의 인체 관절에 힘줄과 인대가 붙어 있는 모습이라 할 수 있다. 만약 수직 기둥이 중심선에서 벗어나 위치하게 된다면, 비계의 연결부위에 어떤 부정적 영향을 미칠 수 있는지를 머릿속으로 그려볼 수 있나요? 이와 똑같은 부정적 영향의 스트레스가 종종 인체 관절에 과부하 되어 많은 사람이 겪고 있는 문제의 원인이 되는데, 예를 들면 스포츠 활동시의 부상과 노화에 따른 통증의 유발 그리고 고관절 대치술에 따른 후유증이다.

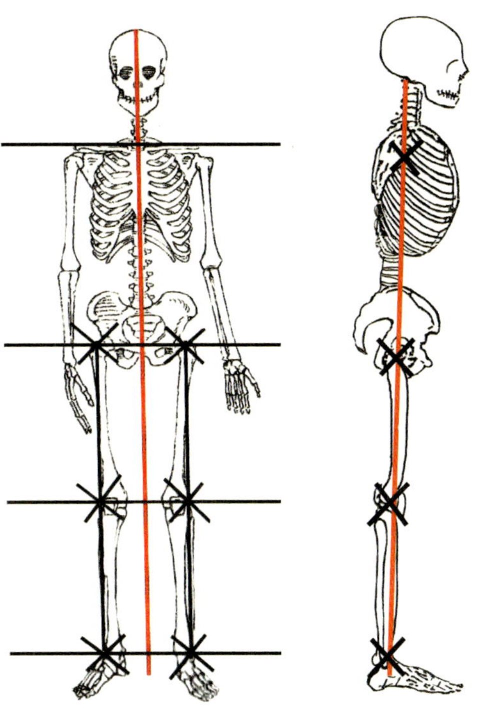

비계와 달리, 인체의 관절은 구부리며 움직일 수 있도록 만들어졌다. 골격 지지의 '중심'은 언제나 수직선으로, 중력의 수직축을 따라 각각의 관절이 하나씩 순서대로 그 위에 쌓여져야 한다.

이와 똑같은 법칙은 척추 뼈를 하나씩 차곡차곡 쌓아 올리는데 뿐만 아니라 물리적 세계에 속한 모든 것을 비롯하여 건물을 짓는데도 또한 적용된다.

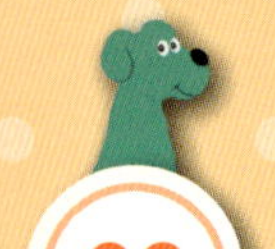

02 행복한 강아지로 살기

지금 잠시만 당신을 강아지라고 생각하자.

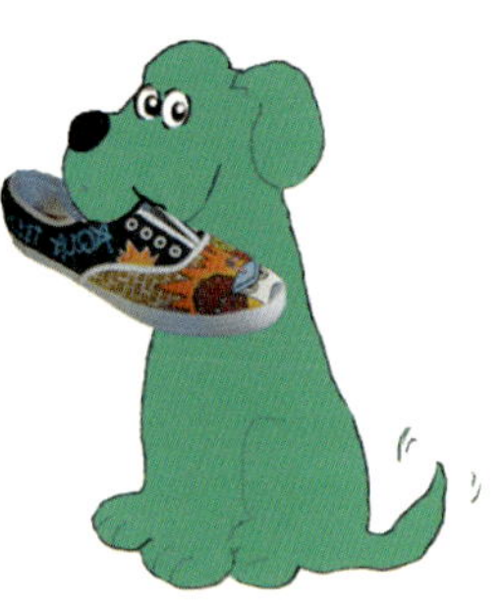

당신은 행복한 강아지이다. 당신의 가족은 당신을 사랑하고 당신을 아주 잘 보살펴주고 있다. 당신은 매우 행복하여 자주 꼬리를 친다.

당신은 공을 쫓아 달리는 것을 좋아하며 즐겁게 뛰놀고 있다. 때때로 당신은 너무 흥분하여 배운 규칙들을 잊어버린다.

실제로, 어느 날 당신은 매우 흥분하여 현관에 놓인 새 신발을 입에 물고 밖으로 달려 나가 그 신발을 물어뜯는다. 가족 중의 한 사람이 당신을 붙잡아 "나쁜 강아지!"라고 소리치며 혼낸다.

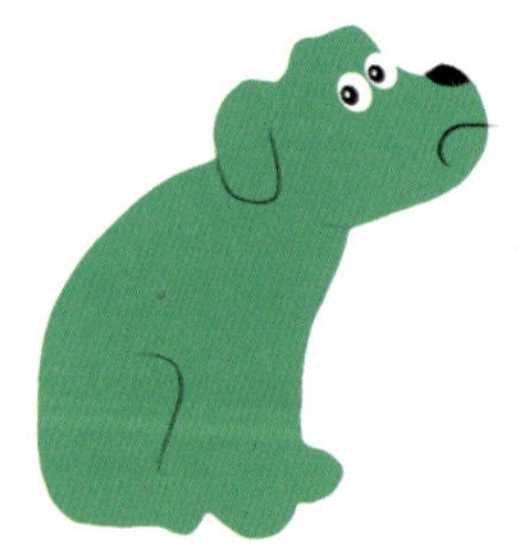

당신은 기분이 대단히 좋지 않다! 매우 언짢아진 당신은 꼬리치기를 그만 둔다. 이같은 상황일 때, 꼬리치는 것 대신에 당신의 꼬리는 어떤 상태인지를 알고 있나요?

강아지들이 행복할 때는 꼬리를 친다. 이 때 강아지 등은 곧게 뻗어 있다. 척추 뼈가 하나씩 차곡차곡 줄을 맞춰 정렬돼있다.

강아지들이 불행할 때는 꼬리를 궁둥이 아래로 축 떨어뜨리고 있다. 이 때 강아지 등은 둥근 모양이고 척추 뼈는 휘어져 무너지는 모습이다.

이것을 당신이 직접 해보자. 당신이 꼬리를 칠 때 당신 등이 어떻게 되는지를 주목하자. '당신이 꼬리를 들어올릴때' 무슨 일이 일어나나요? 당신이 '아래로 축 쳐진' 꼬리를 쳐 보려고 애를 쓸 때 어떤 일이 발생하는가?

아기의 척추는 '꼬리 치는 골반 위에 안정적으로 위치하고 있기 때문에, 아기가 앉아 있을 때, 아기의 등뼈는 길고 곧게 뻗어 있다.

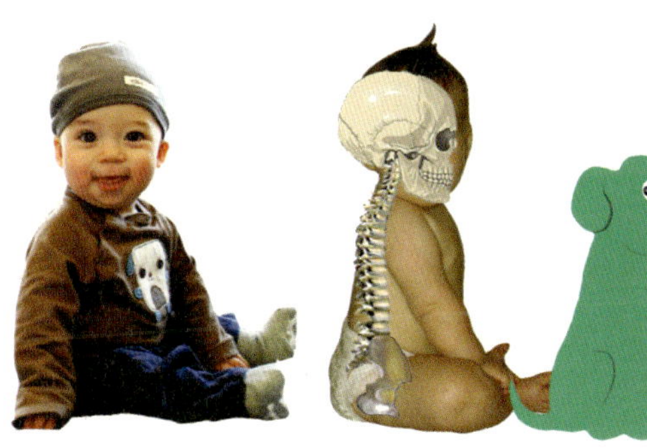

물론 아기들에겐 꼬리가 없지만, 꼬리뼈는 있다. 혼자서 똑바로 앉아 있기에 충분한 연령의 아기들은 모두

‘자신의 꼬리를 친다.’ 즉 다시 말해서, 꼬리뼈가 위로 살짝 올려진 상태로 아기의 몸 바깥쪽으로 충분히 확장되도록 앉는 것을 의미한다. 이같은 방법으로 건강한 아기들은 ‘행복한 강아지들’이 된다.

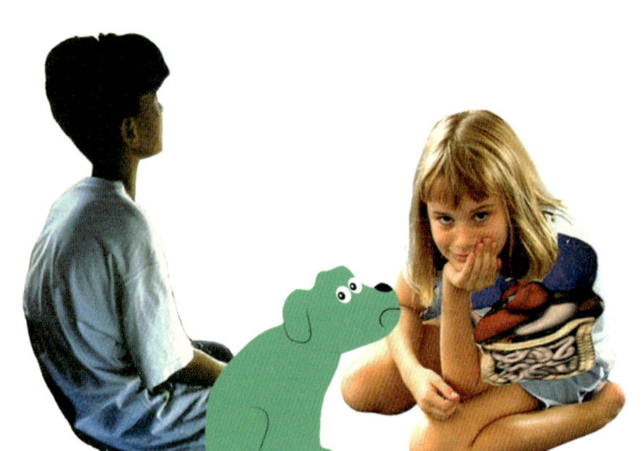

일부 어린이들은 ‘꼬리 치는’ 골반으로 앉는 법을 잊어버리고, 건강하지 못한 구부정하게 앉는 자세로 습관화된다. ‘불행한 강아지들’이라고 말할 수 있으리라.

‘꼬리를’ 축 늘어뜨리고 척추를 무너지게 하는 것은 단순한 통증과 고통 그 이상의 문제들을 야기시킨다. 위 그림과 같이 자세가 무너지게 되면, 호흡과 혈액순환 및 음식물 소화에 영향을 줄 뿐만 아니라, 척추 한 가운데에 있는 척수를 통해 뇌에서 전달되고 뇌로 전달되는 여러 신호와 메시지들을 방해할 수가 있다.

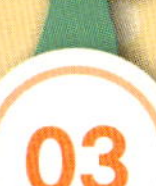

03 인체의 뼈들을 찾아보자

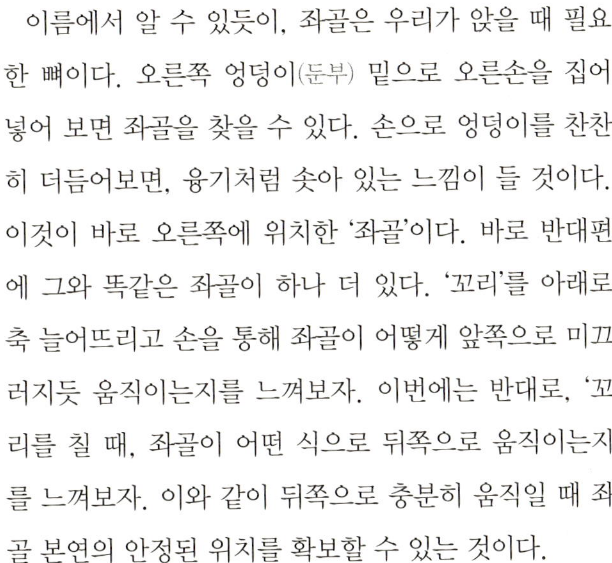

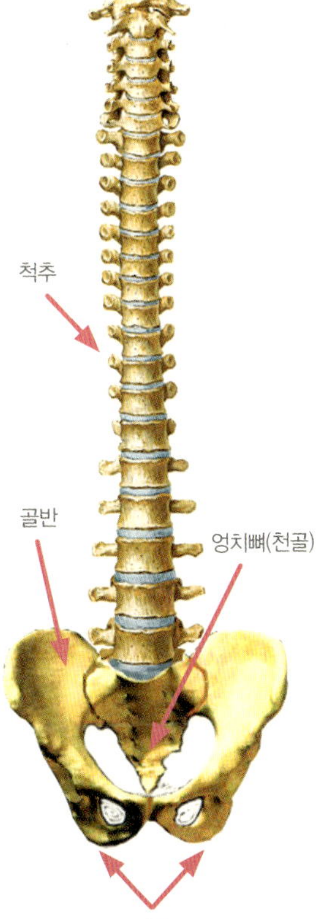

좌골(坐骨)

이름에서 알 수 있듯이, 좌골은 우리가 앉을 때 필요한 뼈이다. 오른쪽 엉덩이(둔부) 밑으로 오른손을 집어넣어 보면 좌골을 찾을 수 있다. 손으로 엉덩이를 찬찬히 더듬어보면, 융기처럼 솟아 있는 느낌이 들 것이다. 이것이 바로 오른쪽에 위치한 '좌골'이다. 바로 반대편에 그와 똑같은 좌골이 하나 더 있다. '꼬리'를 아래로 축 늘어뜨리고 손을 통해 좌골이 어떻게 앞쪽으로 미끄러지듯 움직이는지를 느껴보자. 이번에는 반대로, '꼬리를 칠 때, 좌골이 어떤 식으로 뒤쪽으로 움직이는지를 느껴보자. 이와 같이 뒤쪽으로 충분히 움직일 때 좌골 본연의 안정된 위치를 확보할 수 있는 것이다.

좌골을 잡은 후에 바깥 방향으로 충분히 당겨보자.

'꼬리를 움직이는' 근육이 이 같은 동작을 하는데 익숙해지려면 어느 정도 시간이 필요하니 인내심을 갖고 이 동작을 계속 반복해 보자. 머지않아 곧, 이렇게 하는 것이 더 이상 이상하다는 느낌이 들지 않을 것이다.

웨지 모양의 쿠션 또는 웨지 모양으로 수건이나 담요를 접어 그것을 깔고, 그 위에 앉는 것이 본연의 안정된 골반으로 제 위치를 자리 잡게 하는 법을 배우려는 모든 사람들에게 중요하다 생각할 때는 언제나 사용해야 한다.

꼬리뼈를 '살짝 들어 올리며 바깥 방향으로 충분히 확장시키기 위해서' 근육의 긴장을 풀어야 함을 확실히 명심한다. 만약 이렇게 한다면, 허리 아래 근육이 긴장하여 척추 압박이 발생한다. 좌골은 살짝 올려진 동시에 인체 바깥쪽으로 온전히 움직여야 하며 일관되게 '그 상태로 위치하도록' 한다.

손가락을 몸 뒤쪽으로 뻗어 등 위에 갖다 대보자. 허리 뒤의 중심선을 따라 손가락을 위 아래로 움직이게 되면 척추 뼈들을 만질 수가 있다. 이런 척추 뼈가 고른 직선을 하고 있는가 아니면 몇 몇의 뼈가 다른 뼈 보다 돌출되거나 안쪽으로 들어갔는가? 궁극적으로 당신은 척추의 모양이 고른 일직선이 되기를 원할 것이다.

이제 손가락을 허리 아래 등 아래쪽 깊은 곳으로 움직여보자. 척추 가장 아랫부분이 엉치뼈(천골)이다. 손가락으로 이 엉치뼈를 죽 따라가면 끝이 뾰족한 부분을 느낄 수가 있다. 이것이 미골 즉 꼬리뼈로서, 비록 안으로 살짝 들어갔다 하더라도 좌골 앞쪽부분으로 앉을 때 마치 '꼬리 치는' 것과 같은 느낌을 가져야 할 것이다.

강아지가 주인에게 혼이 나고 '꼬리'를 다리 사이로 축 늘어뜨렸을 때 등이 구부러지게 되었던 것을 기억하여야 한다.

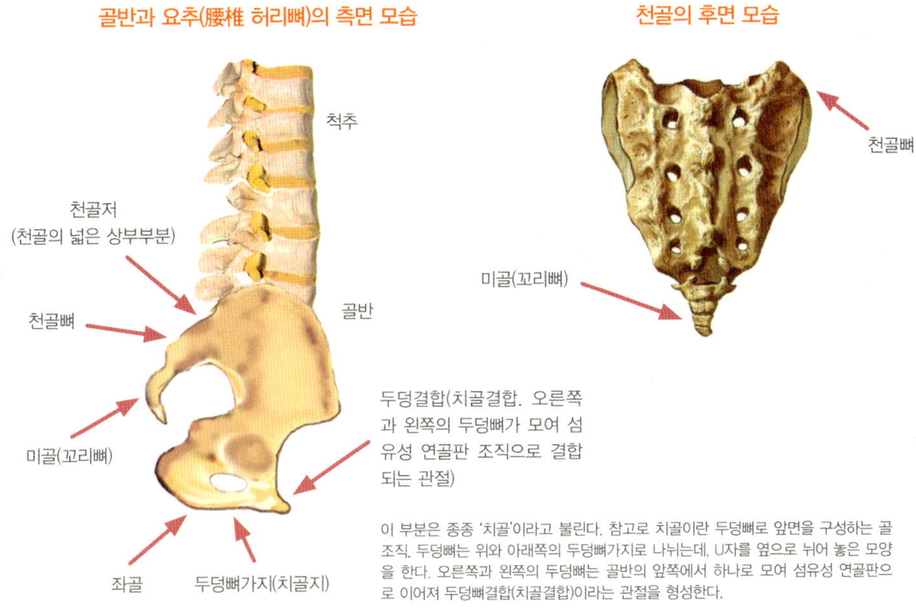

이 부분은 종종 '치골'이라고 불린다. 참고로 치골이란 두덩뼈로 앞면을 구성하는 골 조직. 두덩뼈는 위와 아래쪽의 두덩뼈가지로 나뉘는데, U자를 옆으로 뉘어 놓은 모양을 한다. 오른쪽과 왼쪽의 두덩뼈는 골반의 앞쪽에서 하나로 모여 섬유성 연골판으로 이어져 두덩뼈결합(치골결합)이라는 관절을 형성한다.

좌골을 바깥쪽으로 충분히 확장시킬 때, 우리 체중이 골반의 앞쪽에 제대로 실릴 수가 있는 것이다. 이와 같은 '행복한 강아지'의 기본 바탕이 길고 건강한 척추로 우리를 지지하는 것을 가능하게 만든다.

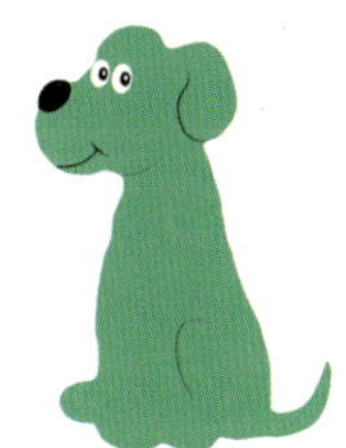

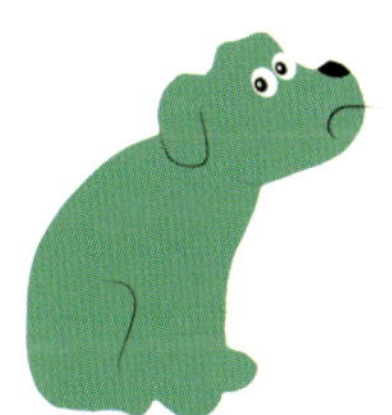

당신이 아기나 유아였을 때, 당신은 언제나 '당신의 꼬리를 흔들고' 있었다.

04 마음을 모아 집중하는 강아지를 만나기

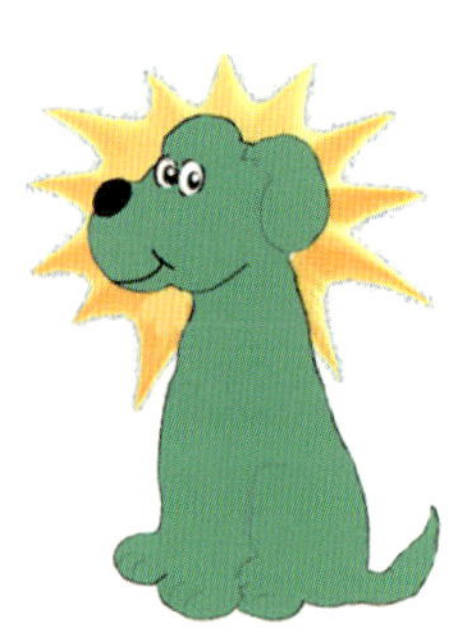

　주의를 기울여 집중하는 강아지는 당신의 가장 좋은 친구와도 같다. 주의를 기울여 집중하는 강아지는 당신의 일부로써 당신 자신에게 주의를 기울여 집중하는 것을 기억하도록 도움을 주어 지금 여기, 지금 이 순간에 당신이 피부 내에서 어떤 것을 느끼고 있으며 무엇을 생각하고 무엇을 하고 있는지에 주목하게 하는 것이다. 당신을 향해 활짝 웃고 있는 주의를 기울여 집중하는 강아지의 그림과 함께 다음의 질문들을 자기 스스로 해보자.

- 골격은 바르게 정렬되었는가? (잠시 후에 이것을 하는 방법을 배우게 될 것이다!)
- 호흡을 하고 있는가?
- 호흡할 때 어떤 느낌이 드는가?
- 호흡할 때 그 호흡이 내 몸 안에서 어떻게 전달되는가?
- 늑골(갈비뼈)의 아랫부분이 확장되는가?
- 내가 호흡할 때 그 호흡이 등으로 전달되어 등을 확장시켜주는가?
- 몸은 긴장을 풀고 유연한가 아니면 긴장 상태인가?
- 만약 몸이 긴장하고 있다면, 그 부분은 어디인가?

- 긴장을 해소하기 위해 나는 무엇을 할 수 있을까?

- 골격의 바른 정렬이 도움이 되는가?

- 몸 속 깊은 곳에서부터 시작하여 위로 서서히 그리고 그런 다음 천천히 부드럽게 다시 아래 방향으로 호흡을 한다고 상상하는 것이 긴장을 풀고 이완하는데 도움을 주는가?

위의 질문들을 해결하는데에는 인내심을 필요로 한다. 그러나 머지않아 곧, 당신은 위의 질문들을 물어보는 방법 뿐만 아니라, 그 질문에 대한 해답들을 좀 더 쉽게 구할 수 있는 법을 배우게 된다. 당신은 몸의 자세가 무너지지 않고 긴장을 이완하는 방법을 터득하게 되는데, 일단 골격이 우리의 몸을 떠받치는 본연의 임무에 충실하게 되면 우리는 편안하게 긴장을 풀고 우리의 몸을 이완시킬 수 있기 때문이다. 그와 같이 하는 일은 정말 날아갈듯한 기분일 것이다!

먼저 골격을 바르게 정렬하자. 그런 다음 몸의 긴장을 풀고 편안하게 이완하자!

먼저 골격을 바르게 정렬하자는 의미는 불필요한 긴장을 해소하는 우리 몸에 있는 골격의 지지를 발견하는 것으로 시작하자는 뜻이다. 즉 다시 말해서 우리 몸을 지지하기 위해서 고군분투하는 근육에 의존하는 것 대신에 바르게 정렬된 골격이 본연의 자기의 임무를 하게 하는 것이다.

이 말이 간단한 것처럼 들릴지도 모르나, 특히 앉아 있거나 서 있을 때 당신은 어떻게 그리고 정확하게 이것을 하고 있는가? 힘들이지 않고 쉽게 똑바로 서 있기 위해서, 당신은 어떤 방법으로 당신의 뼈들을 정렬하는가? 다음에 이어지는 내용들이 올바르게 서 있는 동시에 몸의 긴장을 이완할 수 있도록 골격의 바른 지지支持를 찾는 방법을 제시할 것이다.

　당신은 곧 자신에 내재한 '플럼 라인plumb line' 즉 '중력의 중심선'을 재발견하는 법을 체득하게 된다. 이것은 사실상 당신이 유아였을 때, 첫 번째로 넘어지지 않고 서고 걷는 법을 알아낸 것과 같은 내용을 배우게 된다는 것을 상기 할 것이다. 자전거 타는 법을 배우는 것과 매우 유사하게, 당신의 몸을 곧고 바르게 지지할 수 있었던 것은 근육의 긴장이 아니라 바로 중심축에서 균형을 유지하는 법을 알아냈기 때문이다. 일단 이 중심선을 따라 골격을 정렬하는 방법을 다시 배웠다면, 당신이 어떻게 앉고 서고 허리를 구부려 걷고 잠을 자는지에 주목함과 동시에 연습이 중요하다. 인체 내의 기관들과 인체의 다른 부분들이 이 중심선을 따라 바르게 정렬된다면, 몸 자세가 무너지는 걱정을 하거나, 우리 자신을 지지하기 위해 근육을 긴장시킬 필요 없이 놀랍도록 쉽고 편안하게 오랜 시간 동안 앉아 있거나 서 있을 수 있음을 알게 될 것이다. 바르지 못한 골격은 우리의 구부정한 자세와 수백만의 사람이 거의 매일 경험하고 있는 통증과 불편감의 많은 원인으로 작용한다.

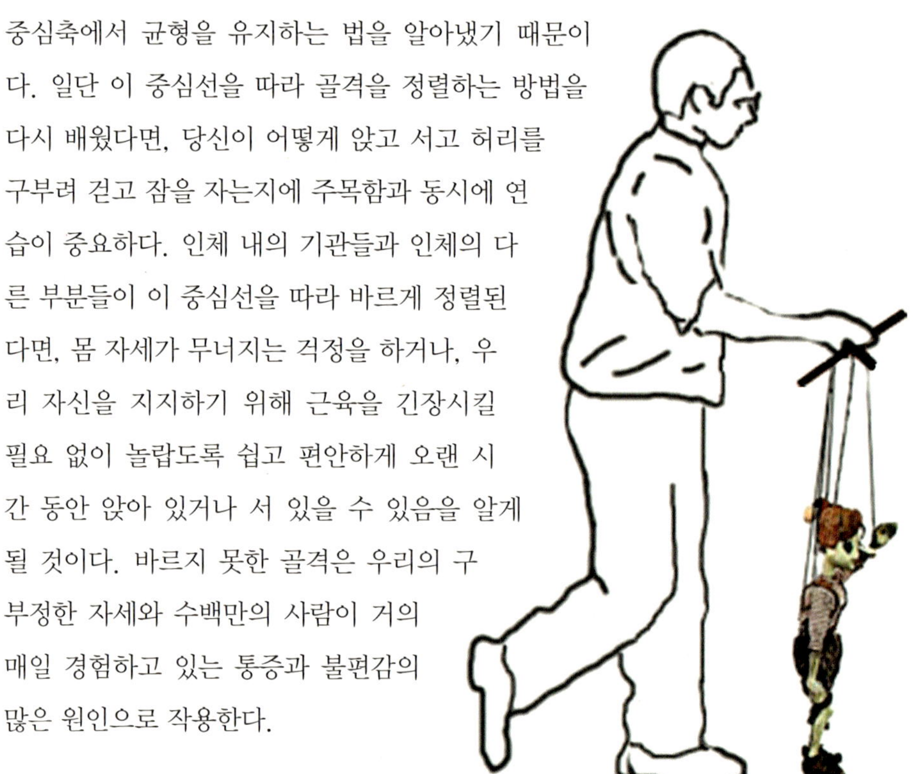

골격의 바른 정렬에 의해 몸이 제대로 지지된다는 사실을 쉽게 배울 수 있는 방법은 당신이 위에 매달려 있는 줄에 조종·통제되는 꼭두각시 인형이라고 상상해보는 것이다. 이런 종류의 인형을 마리오네트(marionette 꼭두각시 인형)라 부르고, 줄을 조종하는 사람을 퍼펫티어(puppeteer 인형을 조종하는 사람)라 한다.

당신은 꼭두각시 인형이며 동시에 그 인형을 조종하는 사람이다!

당신에게 매달려 있는 줄을 잡아당기고 있는 것은 어떤 외부의 힘이 아니라, 그렇게 하고 있는 바로 당신 자신이다. 이 말의 의미는 언제든지 이와 같은 방법으로 당신 자신에게 주의 집중을 명령하는 권한과 책임이 당신이라는 것이다. 당신 자신과 당신이 어떻게 느끼는지에 대해서 이같은 통제권이 당신에게 있음을 알게 된다면 참으로 유쾌한 일이다.

당신 자신을 당신 몸의 뒷부분에 여러 줄들이 부착되어 있는 인형이라고 상상한다. 당신 뒤에 가상의 인형을 조종하는 사람이 서 있고 위로부터 매달린 줄이 당신을 지지하기에 충분한 어느 정도의 '긴장력'으로, 이 줄을 위 아래로 부드럽게 끌어당기고 있다. 인형줄에 단단하게 '매달려 있는 것'과 동시에 체중이 온전히 실린 채 아래에 있는 땅에 연결되고 있다. 지구를 향해 떨어지는 것과 동시에 위로 올라가는 것 사이의 균형이, 우리가 힘들이지 않고 몸이 망가지는 걱정 없이, 자연스럽게 우리의 인체를 체험할 수 있는 방법을 배우는데 도움을 준다.

인형줄에 의해 몸이 지지되는 상상은 우리가 건강하고 에너지가 넘치며 편안하게 앉고, 서고, 걷고, 허리를 구부리고 무거운 물건을 들어 올리며, 높은 곳에 있는 선반 위 물건을 집기 위해서 팔을 뻗는 방법을 다시 체득하는데 도움이 된다. 다음에 이어질 책의 내용은 당신의 모든 활동에서 꼭 필요한 진정한 체력 뿐만 아니라, 더 큰 쾌적함과 편안함을 위해서 이러한 가상의 인형줄을 사용하는 방법에 대해서 더 자세하게 보여준다.

행복한 인형처럼 앉기

가상의 인형줄에 의해 앉는 법을 배우는 것은 오랜 기간 동안 편안하게 앉는 법을 알기 위해 고생한 사람에겐 큰 위안이 될 것이다.

등받이를 언제나 이용할 수 있는 것이 아니기 때문에, 기대지 않고 올바르게 앉는 방법을 아는 것은 중요하다. 이같이 등받이 없이 바르게 앉는 것은 어떤 상황에서도 우리 몸이 스스로 지지하는 방법을 다시 가르쳐준다. 기대는 것이 등을 길게 확장시켜주는 한 가지 좋은 방법이기 때문에, 등받이가 있을 경우에 등받이를 잘 이용하는 법을 역시 배울 수가 있다.

아래 그림의 사례에서, 어떻게 골반이 '행복한 강아지'가 되며 각각의 척추가 어떤 방법으로 길고 온전히 확장되었는지를 주목해보자.

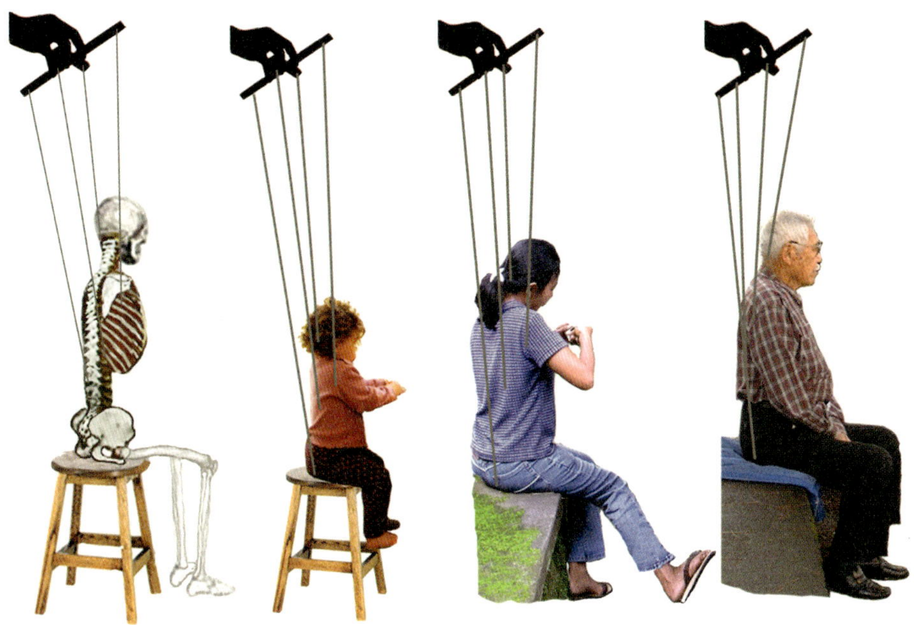

당신은 곧 '행복한 인형'처럼 앉는 방법을 배우게 될 것이나, 그 이전에 먼저 올바르게 앉는 것에 대하여 조금 더 배워보자.

05 앉는 자세에 대한 몇 가지 진실

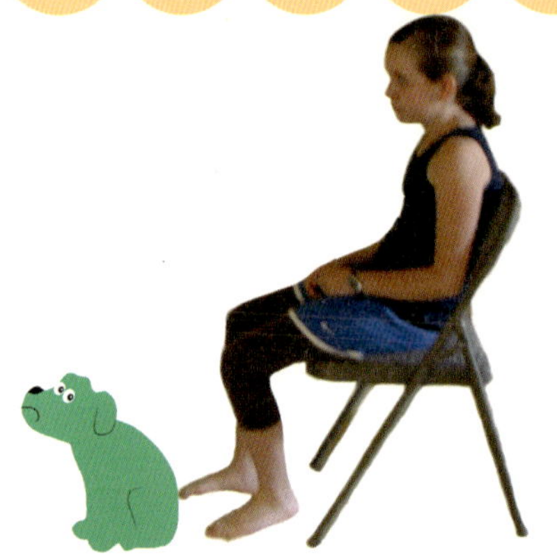

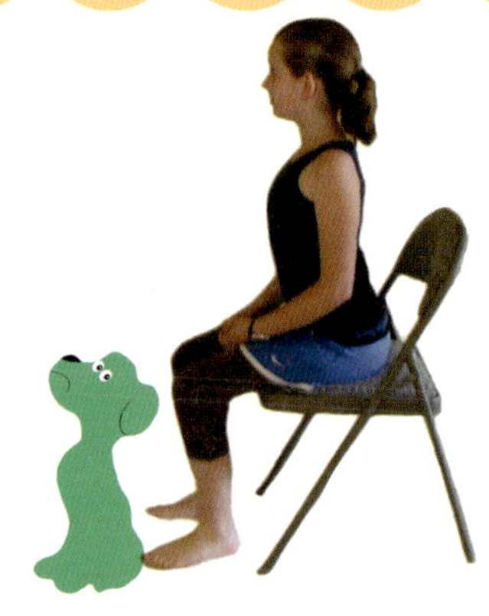

이것이 많은 사람들이 앉는 방법이다. 꼬리뼈가 엉덩이 밑으로 처지고 척추는 둥근 형태로 휘어져 있다. 우리가 이같이 앉는 자세를 '편안하게 긴장이 이완된 자세'라고 생각하지만, 우리의 골격이 제대로 우리를 지지하고 있지 못할 때 일부의 다른 근육이 긴장과 스트레스 상태가 된다.

당신이 '곧은 자세로' 바르게 앉으려고 노력한다면, 위의 그림과 같이 가슴은 위로 들어올리고 양쪽 어깨는 뒤로 잡아당기며 턱을 위로 할 것이다. 이같은 방법으로 앉기 위해서는 상당한 근육의 힘을 필요로 한다. 심지어 강아지도 이것과 같은 생각이다!

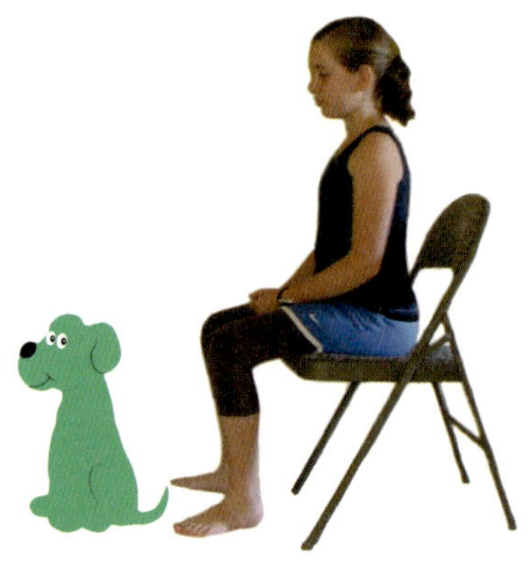

당신이 아기였을 때 앉았던 자세와 꼭 같은 방법으로 앉을 때, 당신의 체중이 좌골뼈의 앞쪽부분에 실리고, 척추는 나무기둥처럼 스스로를 지지한다. 일단 당신이 이런 방법을 배운다면, 이같이 앉는 것이 쉽고 편안하다. 이같은 방법으로 앉는 것은 연습이 필요하기 때문에, 주의를 기울여 집중하여 연습하는 것을 잊지 말아야한다.

06 앉는 자세와 골격의 상관관계

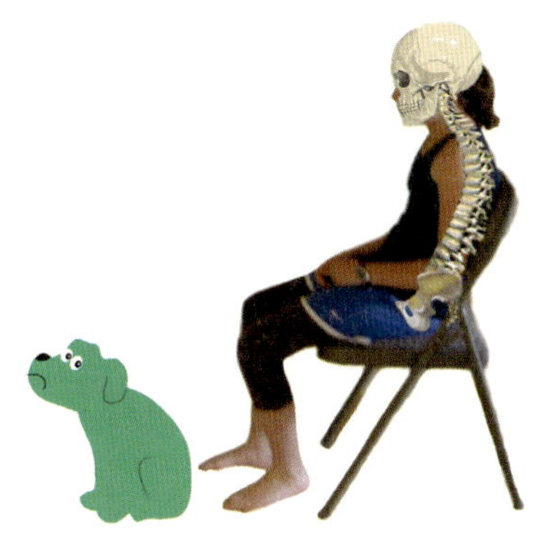

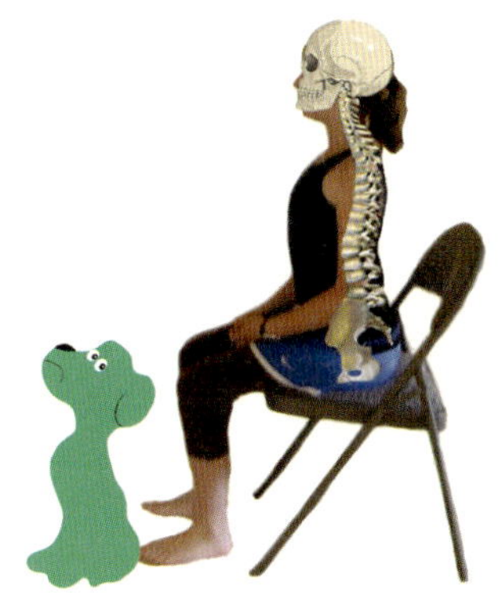

이것이 당신이 '불행한 강아지'와 같은 자세로 앉을 때, 당신의 척추와 그 척추 안에 들어있는 척수에게 일어나는 일이다.

비록 꼬리뼈가 몸의 바깥쪽으로 충분히 움직여 위치해 있을지라도, 가슴은 위로 올라가고 척추는 과도하게 휘어져 있다. 이런 상태에서는 근육이 너무 심하게 일을 한다.

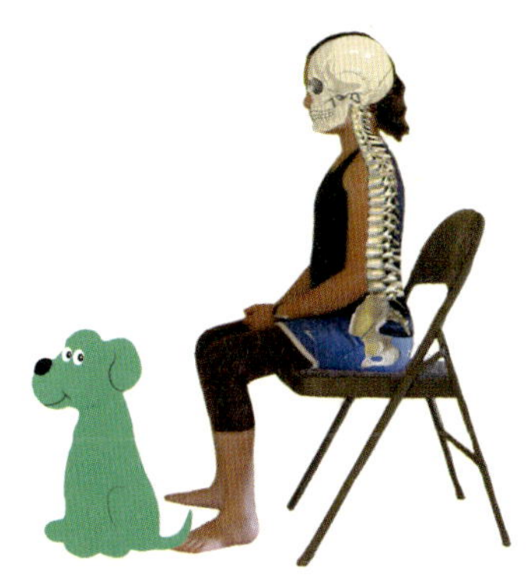

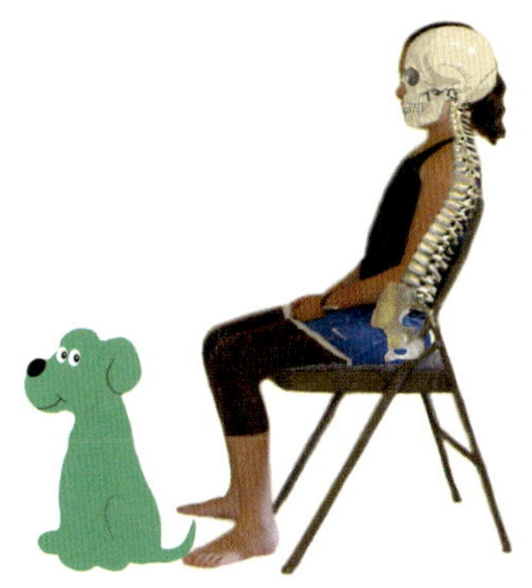

여기 그림에서는 가슴은 무너지지도 위로 들어 올려 지지 않고 있다. 꼬리뼈가 '행복한 강아지'의 자세처럼 위치해 있으며, 척추 또한 곧게 뻗어 있다.

척추의 휘어짐에 의해서가 아니라, 위의 그림과 같이 길게 확장됨에 의해서 의자에 앉아 기대는 방법을 당신은 곧 배우게 된다.

07 인형줄을 신체의 어느 부위에 부착하나

녹색 점들이 우리 몸 뒷부분에 가상의 인형줄이 부착되는 지점을 표시해 주고 있다. 인형줄이 어떻게 움직이는지를 아는 것이 골격에 의해 우리 몸이 지지되는 방법을 다시 찾는데 도움을 준다.

각각의 지점은 오른편과 왼편 두 군데에 부착되는데, 두개골의 하부는 예외적으로 한 군데에만 부착된다.

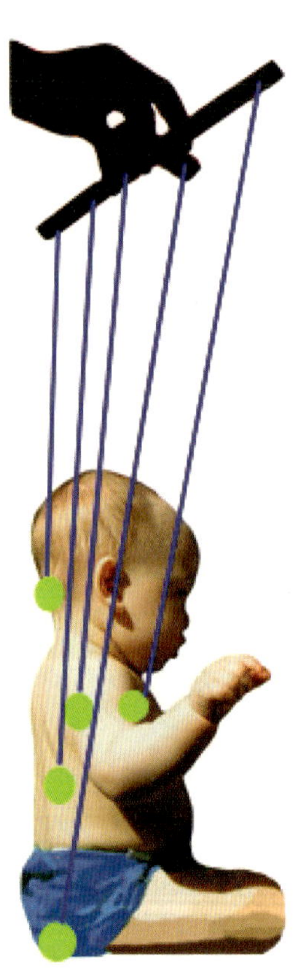

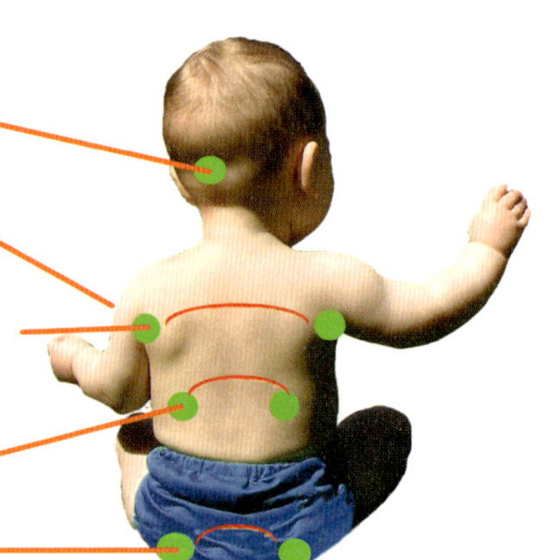

각각의 단계는 신체의 하부 부위를 시작으로, 신체의 상부쪽으로 순차적 단계별로 진행되도록 구성되어 있다. 그 다음 단계를 실행에 옮길 때는 먼저 그 이전 단계를 충실히 그리고 완벽하게 실행해야 한다는 사실을 명심하자.

단계는 5단계로 이루어졌으며 내용은 다음과 같다.

인형줄이 부착되는 지점들이 거꾸로 나열되었는데, 이것은 건물을 지을 때 땅 아래에서부터 시작하는 방식과 마찬가지로 단계별 구성이 몸의 아랫부분에서 시작하여 위쪽 방향으로 진행되며 실행되기 때문이다.

08 인형과 같은 자세로 앉는 것, 어렵지 않다!

간단한 5 단계 자세 교정

당신이 이와 같이 앉는 자세에서 아래 그림과 같은 바른 자세로 앉기 위해서 필요한 모든 것이란 5단계로 구성된 간단한 자세 교정 방법이다.

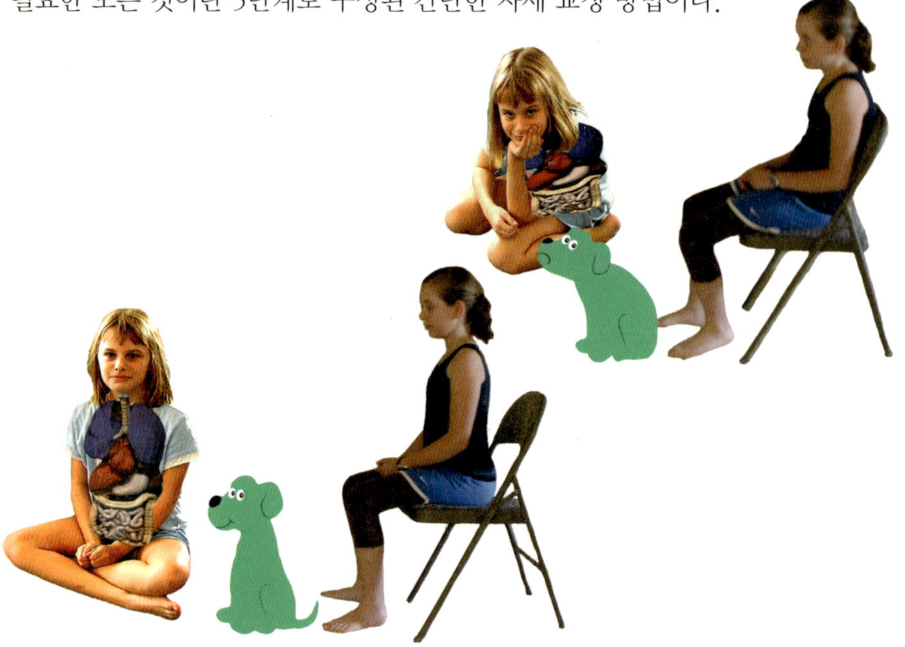

알림사항 : 간단한 5단계 자세교정방법은 다음에 이어질 페이지 중 왼편에 소개되어 있고, '더 많은 것에 대하여 배우기를 원하는' 사람들을 위해서 조금 더 자세한 정보와 지식은 오른편에 설명되어있다.

좌골 인형줄
'골반의 위치를 바로 하자'

좌골을 몸 바깥쪽으로 '충분히 확장시킨다'

당신의 두 발을 바닥에 대고 두 발의 간격이 약 45cm가 되도록 벌린 채 앉는다. 발목 위에 무릎이 바르게 위치하도록 하고 양쪽 무릎은 어느 정도 떨어져 있으며 바깥쪽을 향하도록 한다.

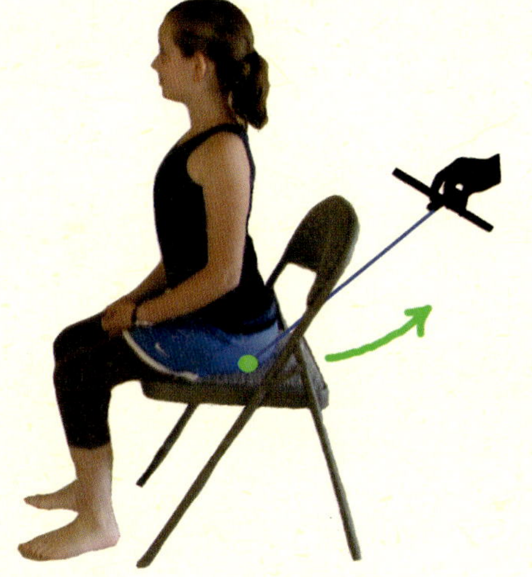

몸을 왼쪽으로 기울여, 당신의 체중이 왼쪽 좌골에 실리도록 한다. 당신의 오른쪽 좌골에 인형줄이 부착된다고 상상하며 오른쪽 좌골을 몸의 바깥쪽으로 '충분히 확장시킨다.' 골반뼈 전체가 앞쪽으로 쏠릴 때, 좌골의 앞쪽부분에 당신의 체중이 실리는 것을 느낄 것이다.

이것이 당신이 손을 이용해 좌골을 몸 바깥쪽으로 움직이게 한 방법과 같은 것이나, 이제 당신은 공개적으로 이와 같이 할 수 있는 법을 알게 되었다!

당신이 이같이 동작을 실행할 때, 가슴을 위로 들어 올렸나요? 위의 그림에서와 같이 당신의 등이 아치 모양으로 휘어지면 안됩니다. 좌골의 앞쪽부분에 체중이 실릴 때 반사적으로 가슴을 들어 올린다면, 2단계의 자세교정방법이 문제를 해결하는 방법을 제시해줄 것이다. 가슴을 정면 앞으로 쭉 내미는 것이 당신이 좀 더 키가 크게 올바르게 앉게 만들어준다고 생각할 수 있으나, 실제로는 척추를 압박하여 목을 뻣뻣하게 하고 많은 근육이 긴장하도록 유발시키는 것이다. 2단계 자세교정방법이 또한 목 아랫부분에 생기는 아치모양을 제거하는 방법을 보여줄 것이다.

엉덩이, 등 근육을 팽팽하게 긴장시켜 좌골을 '들어 올려' 몸 바깥쪽을 향하도록 움직여서는 안된다. 가상의 인형줄이 좌골을 곧장 몸 바깥쪽을 향하여 잡아당기도록 하며, 마치 무게가 실린 듯 그 가상의 줄에 의해 '고정되어 매달려 있게 한다.' 이 동작을 행할 때 허리가 아프면, 처음부터 이 단계들을 한 번 더 자세하게 읽어본 후에 조심스럽게 다시 진행시켜 보자.

1단계를 좀 더 자세하게 알아보기

이 단계는 몸의 지지에 있어서 근본바탕이 되는 골반의 위치를 바르게 잡아주는 단계이다.

'꼬리를 엉덩이 아래로 축 늘어뜨리는 자세'(불행한 강아지 자세)가 많은 사람에 의해서 새우등처럼 굽은 자세나 척추전만증(정상적인 허리뼈의 전만〈앞으로 볼록하게 굽은 척추 배열〉이 병적으로 증가된 상태)을 교정하는 가장 흔한 방법으로 소개되고 있지만, 실상 이같은 교정방법은 골반이 척추를 제대로 지지 하는 것을 방해하는 격이다. 허리 아랫부분이 아치모양으로 휘어진 것은 거의 언제나 올라

간 흉곽으로 인한 결과이고 이런 상태는 근육의 긴장을 유
발한다.

　아래로 축 처진 '불행한 강아지' 골반은 좌골의 위치를 앞
으로 쏠리게 하며, 치골이 배꼽을 향해 위쪽으로 휘어지도
록 만든다. 척추는 인체 지지 기반을 잃고 구부정한 자세로
무너지고 마는 것이다.

　'골반의 위치를 제대로 하는 것'만으로는
부족하다. 이 기본적인 1단계가 척추

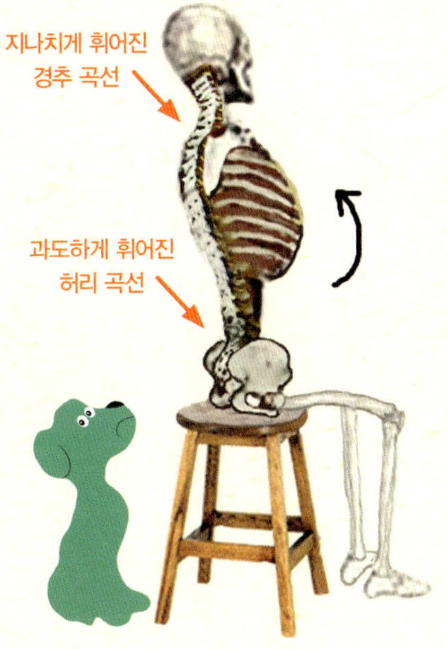

지지의 필수적이지만 골반과 흉곽
의 올바른 상관관계가 정립되지 않는
한, 척추는 틀어지고 압박을 받는다.

흉곽 인형줄
'나무를 껴안는 동작'

등 아랫부분을 충분히 당겨 확장시키기

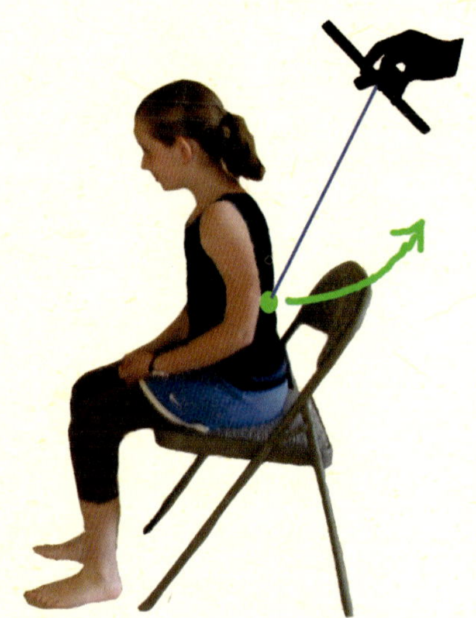

허리 아랫부분 바로 위 몸통 가운데 옆부분을 양손으로 감싸보자. 몸통 아래쪽에 위치한 갈비뼈를 찾기 위해 엄지손가락을 주변 부위에서 원을 그리며 돌려보자. 흉곽 밑 가까이 엄지손가락 아래 그 지점에 인형줄이 부착되었다고 상상하자.

1단계를 성공적으로 실행하여 골반의 위치를 바르게 한 후에, 엄지손가락 아래 지점들이 뒤 쪽 벽을 향해 뻗어 나가도록 몸이 앞쪽으로 기울어지듯 등 아랫부분을 당겨보자. 등 아랫부분이 충만한 느낌이 들고 충분히 확장되도록 이 동작을 천천히 실행해보자.

만약 이 동작으로 인하여 구부정한 자세가 되며 어깨가 앞쪽으로 떨어지는 느낌이 들어도 괜찮다. 다음에 이어지는 단계가 이같은 문제를 해결해줄 것이다. 이 같은 동작 외에 몸 정면에 양팔을 위치시킨 후 아주 큰 나무를 안는 시늉을 하거나 양팔로 어깨 주위를 감싸 자기 자신을 껴안는 동작을 할 수도 있다. 양

팔은 가슴을 감싸 안고 턱은 떨어뜨리며 양팔꿈치는 마루바닥을 향하게 한다. 이같은 동작들로도 등 아랫부분을 길게 충분히 확장시킬 수 있다. 이런 느낌이 드는가?

앞으로 처진 어깨에 대해서는 걱정하지 말자. 4단계에서 이 문제는 고쳐질 것이다. 지금 이 단계에서는 등 아랫부분을 최대한 길게 확장시키며 이같은 상태에서의 몸의 느낌을 충분히 경험하는 것에 초점을 맞추어야 한다. 만약 자세가 구부정한 느낌이 든다면, 당신이 제대로 실행하고 있다는 긍정적인 신호라 받아들이면 된다. 이 같은 문제도 다음에 이어지는 단계들에서 해결될 것이다.

2단계를 좀 더 자세하게 알아보기

이 단계는 흉곽의 위치를 바르게 정렬해주고 척추의 아랫부분을 길게 확장시킨다.

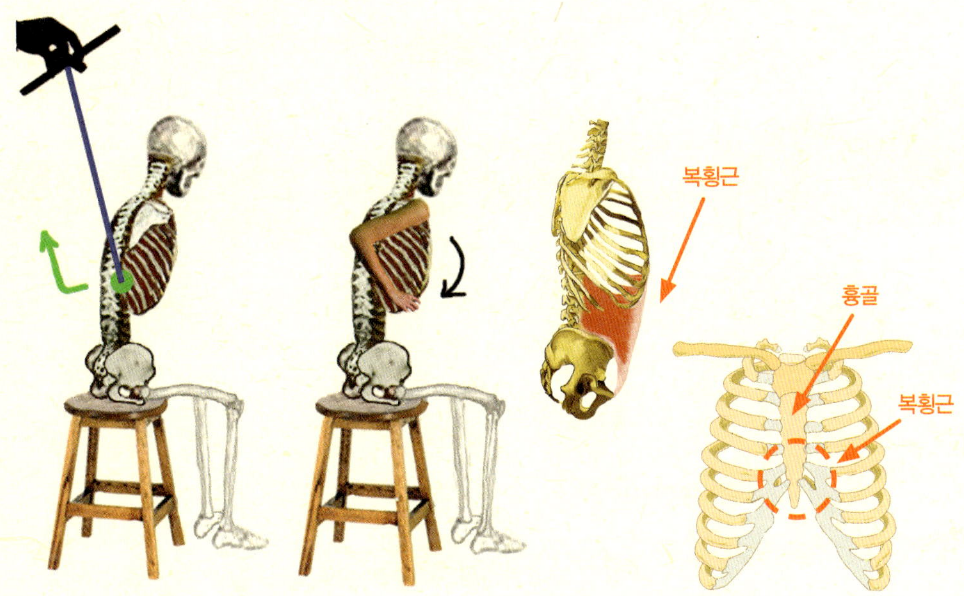

늑골 아랫부분의 앞쪽부분을 몸통 안쪽으로 그리고 위쪽으로 '들어올리는 것'이 흉곽인형줄의 역할을 대신하여 그 기능 및 작용을 경험하는 또 다른 방법이라 하겠다. 이 동작은 척추 둘레에 긴장을 유발할 수 있는 것과 동시에 몸통을 안정적으로 유지하는데 크게 일조를 하고 있는 복부근 즉 복사근과 복횡근의 능력에 방해가 될 수 있는 '식스팩 근육 만들기' 같은 복부운동과는 그 성격이 다르다. '복횡근'은 위, 소장, 대장과 같은 장기를 둘러싸고 있는 복부근 중심부에 위치한 일종의 코르셋 역할을 하도록 특수하게 설계된 평행으로 배열된 섬유근을 가진 근육이다. 흉골(복장뼈. 가슴 앞쪽 한가운데 위치한 세로로 길쭉하고 납작한 뼈)의 아래 끝에는 화살모양의 검상돌기(칼돌기)가 있다. 이것은 연골조직으로 되어 있고 늑골(8번 이하의 갈비연골)에 연결되어 복장뼈의 아랫부분을 고정시키며 '몸

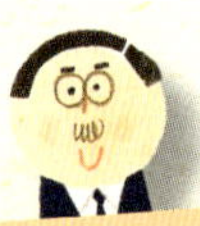

통의 중심역할'을 한다. 이 검상돌기가 몸통 아래쪽 그리고 위쪽으로 등의 가운
데 부분을 향해 미끄러진다고 상상해본다. 연습을 통해, 당신의 몸통이 좁아지
고 길어지면서 허리 전체가 탄력적으로 단단해지는 것을 느낄 것이다. 치골과
배꼽 사이의 거리가 좁아지지 않도록 유념해야 한다.

뒤쪽 어깨 인형줄
마치 사다리를 오르내리는 것과 같은 동작

겨드랑이 밑을 하늘을 향해 위로 들어 올려주기

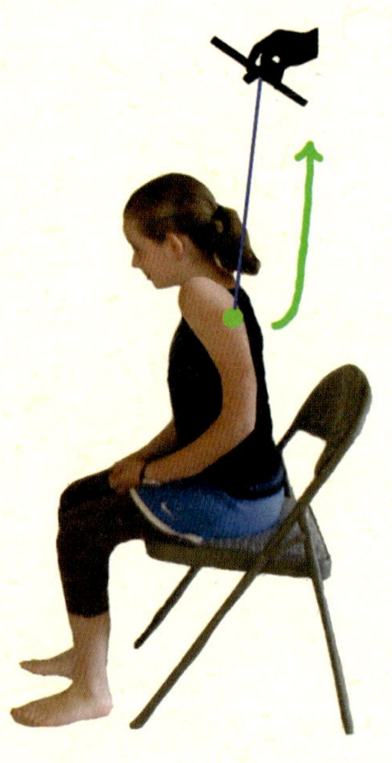

양쪽 겨드랑이 밑의 뒷부분에 인형줄이 매달려 있다고 상상하자. 이 줄이 각각 양쪽 귀를 향해 위로 어깨를 들어 올리는 것이다. 양쪽 겨드랑이를 더 높이 들어 올리는 것을 유지할수록 당신의 척추는 훨씬 더 길어질 것이다.

위로 들어 올려진 어깨에 대해서는 걱정하지 말자. 4단계에서 본래의 어깨의 자리로 돌아가게 될 것이다. 지금 이 단계에서는 등을 따라 위로 당신의 척추가 곧게 확장되는 것에만 집중하자. 이렇게 함으로써 눌려진 척추와 추간판(척추사이원반. 척추에서 척추뼈와 척추뼈 사이에 이어 주는 연골 구조물), 그리고 신경근(신경뿌리) 사이의 압박과 긴장을 해소하게 된다.

당신이 위를 향해 곧게 확장하면 할수록, 당신의 등과 몸통 전체의 근육 또한 이완되며 곧고 길게 확장되는 것이다. 당신은 곧 복부 심부에도 새로운 근육의

힘을 얻게 될 것이며, 이러한 힘이 척추를 훨씬 더 길고 탄력적이며 유연하게
하는데 도움을 줄 것이다.

보충 설명과 지시사항

당신의 몸통을 두 대의 엘리베이터, 즉 위로 올라가는 엘리베이터와 동시에
아래로 움직이는 엘리베이터를 가진 만능 엘리베이터라고 설정한다. '아래로'
내려가는 엘리베이터는 당신의 몸 앞부분을 따라 움직이는 것으로, 골반의 앞
쪽을 '본연의 위치'로 놓이게 하는 역할을 하고 있다. 이같이 골반은 제대로 확
장되고 두덩결합의 위치는 바르게 하여 줌으로써 의자에 앉을 때 골반이 올바른
위치에 올 수 있게 된다. '위로' 올라가는 엘리베이터 몸의 뒷부분을 따라 움직
이며 양쪽 겨드랑이 밑의 뒤쪽과 두개골의 아랫부분을 당신 뒤편의 하늘을 향해
위로 올려준다. 이 동작을 할 때 가능한 한 넓은 두 대의 엘리베이터가 당신의
몸통을 가득 채운다는 느낌으로 몸통의 양쪽 끝에서부터 끝까지 최대한 확장시
키도록 한다. 조금이라도 당신의 가슴을 위로 치켜세우지 말아야하는데, 왜냐하
면 이 같이 했을 경우에 허리와 등을 짧고 좁게 만들기 때문이다. 결국 위의 동
작을 통해 척추 내부 중심에서부터 이완과 확장이 일어나는 것이다.

당신의 복부에서 '새로운' 근육이 일하고 있는 것이 느껴지나요?

놀라지 말고 몸의 힘과 긴장을 풀고 천천히 호흡하는 것을 잊지 마시기를!

3단계를 좀 더 자세하게 알아보기
이 단계는 척추 윗부분을 길게 확장시켜 준다.

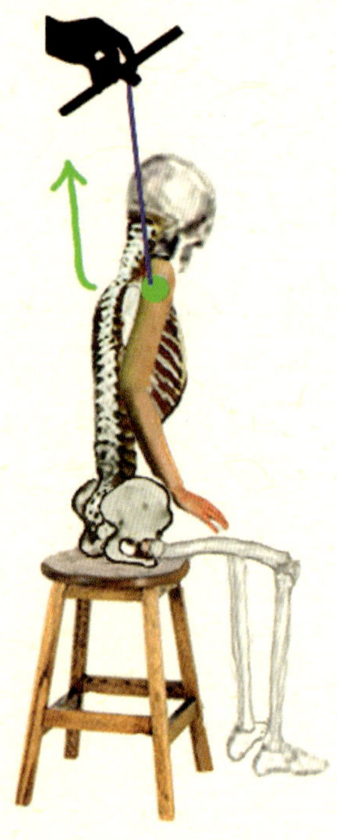

골반은 두 개의 좌골과 치골로 구성되어 있어 마치 삼각대 모양의 지지를 받고 있다. 의자에 골반을 깊숙이 위치시켜 줌으로써, 등을 따라(앞에서 설명한 한 대의 엘리베이터는 위로, 나머지 한 대는 아래를 향해 움직이듯이) 척추를 위로 길게 확장시켜준다. 양쪽 겨드랑이 밑 몸 안쪽부분을 최대한 멀리 위로 들어 올려 보자. 이 때 가슴은 치켜세우지 않도록 유의한다. 이 시점에서 길게 확장되는 부분은 등을 따라서 위쪽부분이다. 호흡할 때 들숨과 날숨이 천천히 그리고 부드럽게 이루어지도록 주의하자. 호흡할 때 그 숨이 등 전체와 양쪽 흉곽부분까지 전달되는 것이 느껴지는가? 이 단계에서의 핵심 포인트는 척추 윗부분을 온전히 곧게 확장시키는 것이다. 물론 이 때 당신의 양 어깨는 귀 근처까지 들어 올려진다.

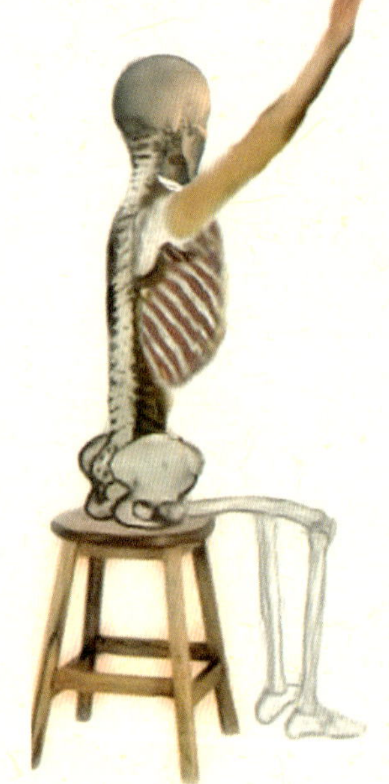

척추 윗부분을 확장시킬 수 있는 또 다른 방법은 최대한 당신의 양 팔을 위로 들어 올리는 것이다.

　이 단계의 과정에서 중요한 사항은 1단계와 2단계를 제대로 온전하게 실행된 상태에서 이와 같은 동작들이 이루어져야 한다는 것이다. 각각의 새로운 단계들은 우리 몸의 아랫부분에서부터 위로의 그 이전 단계들의 온전한 실행 후에 진행돼야 한다는 것을 다시 한 번 명심하기 바란다.

　다음 단계는 위로 올라간 당신의 양 어깨를 해결해 주는 단계이다.

양쪽 어깨 앞부분 인형줄
마치 '말 안장을 얹는 것'처럼

겨드랑이 밑 앞부분을 앞쪽으로, 위로 그리고 다시 뒤쪽 방향으로 돌리기.

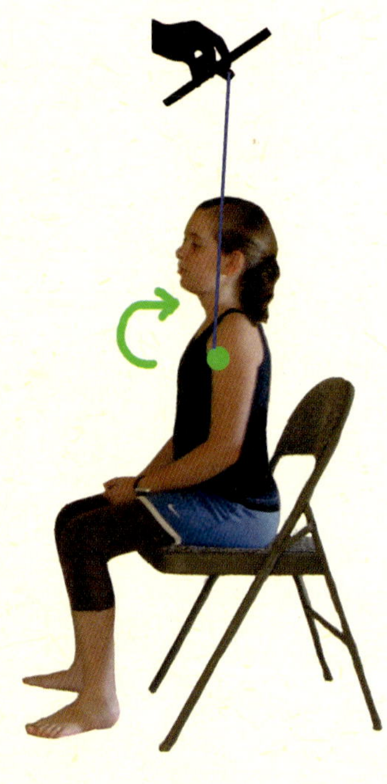

두 개의 인형줄을 양쪽 겨드랑이 앞쪽부분에 부착하고 양 어깨가 흉곽의 바로 위에 정확하게 오도록 위치시킨다. 양쪽 부분을 동시에 실행할 때 당신의 가슴이 앞으로 내밀어지지 않을 때까지, 한 번에 한쪽 부분씩 번갈아 실행한다.

녹색 화살표의 방향이 각각의 양쪽 인형줄이 위쪽 방향으로 원을 그리며 그리고 다시 뒤쪽 방향으로 회전시키는 것을 보여주고 있다. 어깨가 흉곽의 바로 위 제 위치에 올 수 있도록 팔꿈치를 허리 뒤쪽으로 끌어당긴다. 어깨가 아래로 처지지 않도록 주의한다. 말안장을 말 등에 가지런히 걸터앉히듯이 양쪽 어깨도 흉곽 위 바른 위치에 오도록 한다. 이와 같은 동작은 몸의 윗부분 전체가 힘 있고 안정된 자세로 바로 바뀌는데 큰 도움이 된다. 이 때 팔꿈치는 허리 뒤쪽에서 편안한 자세를 취하도록 한다.

이 같은 동작이 처음에는 '이상하게' 느껴지는 것이 보통인데, 특히 당신의 양 어깨가 습관적으로 몸 앞쪽으로 굽어 있거나 처져 있다면 더욱 그러할 것이다. 그러나 시간이 갈수록 양 어깨가 적응, 교정됨에 따라 당신은 점점 익숙하고 친숙해질 것이다.

이 동작의 인형줄들은 몸통 앞부분 전체를 자연스런 방법으로 인체 본연의 체형으로 확장·교정시켜 주며 양 어깨 사이의 적정한 넓이를 확보 해준다.

상기해야 할 사항

3단계까지의 동작들이 온전히 실행되고 골반이 몸 뒤쪽을 향해 충분히 확장되었을 때 비로소 몸통 윗부분 전체가 몸 앞부분에서 뒷부분까지 그리고 몸통 양 옆부분까지 충분한 공간을 확보하며 균형적으로 온전히 확장될 수가 있는 것이다.

4단계를 좀 더 자세하게 알아보기

이 단계는 몸통 윗부분을 확장시켜주고 양 어깨가 흉곽 바로 위에 안정되고 올바른 위치에
오도록 한다.

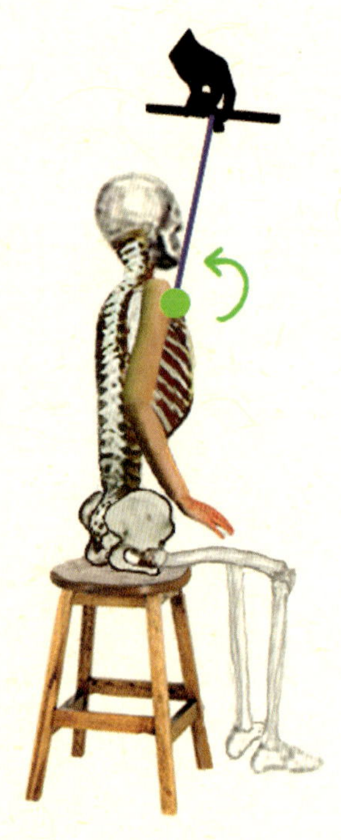

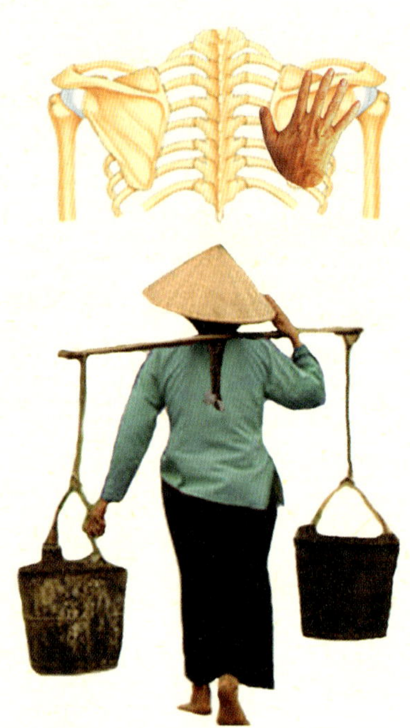

　이 단계를 실행하는 동안에 가슴뼈(복장뼈, 흉골)를 앞으로 내밀지 않도록 유의
해야 한다. 몸통 상체부분의 길이와 넓이가 균형과 비례가 맞도록 유지해야 할
것이다. 앞서 설명한 몸통 앞면과 정면 그리고 양 옆면에서 작동하고 있는 두
대의 엘리베이터를 상기하면 이 동작을 하는데 큰 도움이 될 것이다. 이 단계
는 또한 경추(목뼈)가 바르게 설 수 있는 단초를 마련하여 당신의 머리가 가장 맨

위에 정교하게 균형 잡을 수 있게 해 준다. 머리는 길고 곧게 확장된 척추의 가장 윗부분에 정교하게 균형을 잡게 되는 것이다. 양쪽 어깨 각각을 등 위에 놓인 손이라 상상하고 손바닥이 흉곽을 부드럽게 누르고 있을 때의 느낌을 알아보자. 이 동작 또한 말안장과도 같은 특징적인 어깨의 견갑대(견갑골〈어깨뼈〉과 쇄골로 구성)가 '제 위치를 찾아가는데' 효과적인 역할을 한다. 역시 이 동작 과정에서도 가슴뼈를 들어 올려서는 안된다.

어깨 맨 윗부분을 말의 등이라고 생각한다면, 바르게 정렬되어 제 자리를 찾은 어깨가 말등 바로 위 말안장과도 같이 위치하는 것이다. 이와 같은 자세가 몸통 상체부분의 전체적인 구조적 안정성을 결정짓는 것이다.

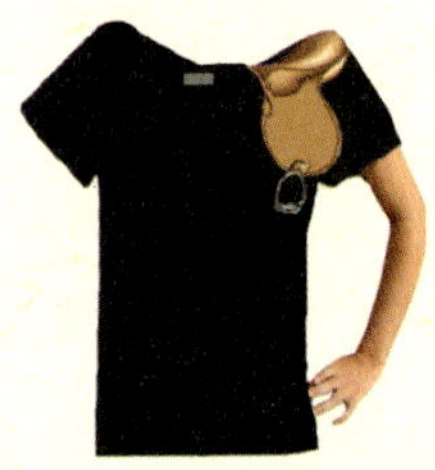

위로 올라간 말안장

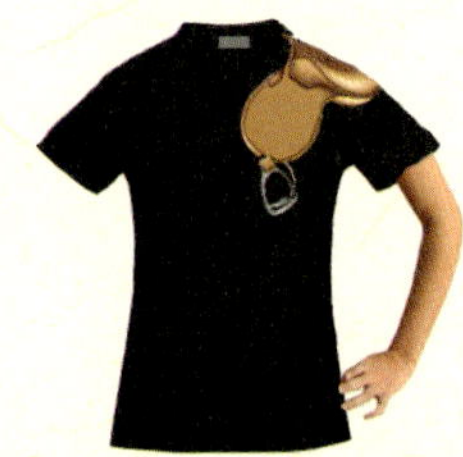

아래로 처진 말안장

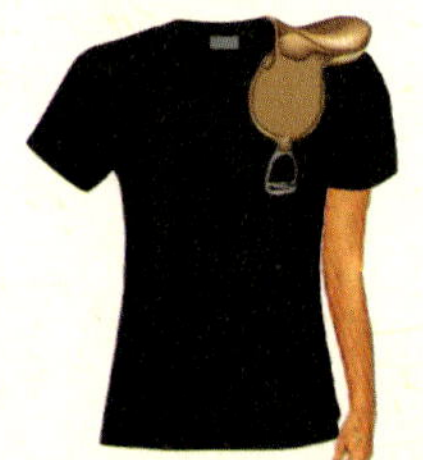

바르게 정렬되어 제자리에
위치한 말안장

두개골에 연결한 인형줄
'꼭두각시 인형 되기'

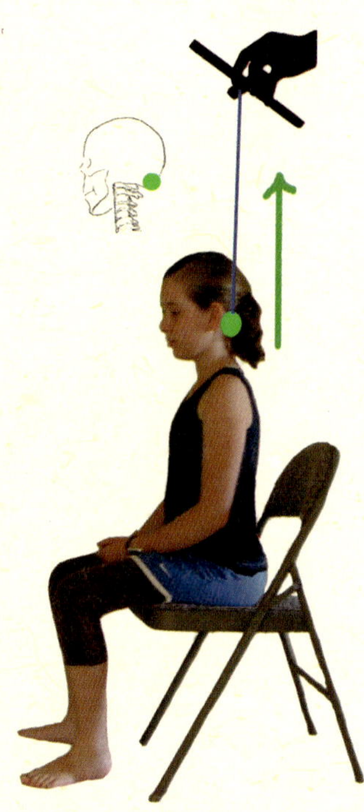

앞의 4단계를 통해 기초를 확립했다면, 이제 마지막 단계인 머리의 바른 자세를 완성하는 동작만이 남아 있다. 이 단계는 두개골 아랫부분 즉 둥근 모양의 두개골과 경추의 가장 맨 윗부분이 만나 안쪽으로 쏙 들어간 지점에 인형줄을 부착한다고 상상하며 진행한다. 이 지점은 후두부라고 불리며 당신의 손가락으로 두개골 아랫부분에서 안쪽으로 들어간 이 부분을 느낄 수가 있다.

이 지점에 인형줄을 부착하는 과정은 매우 정교한 것으로, 실제로 행하는 동작이라기보다는 우리의 머릿속 인지과정이라고 보는 것이 맞을 것이다. 뒷목부분이 길고 넓게 확장되는 것과 함께 마치 빵반죽이 부풀듯이 두개골의 아랫부분이 서서히 위쪽으로 올라가는 것을 느껴보자. 이 때 어떤 긴장도 유발하지 말아야 하며 당신의 목 근육 또한 완전히 이완돼야 한다.

처음에는 마치 당신 앞에 있는 마루바닥을 향해 아래로 쳐다봐야 하는 것처럼
느낄 수도 있는데, 이와 같이 느끼는 것이 보통이다. 만약 이 같은 경우라면 배
에 긴장을 풀고 앞쪽을 보기 위해서 눈을 좀 더 크게 뜨며 몸에 힘을 주지 말고
편안하게 이완한다. 다른 동작과 자세들이 바르게 정렬되었다면 계속하여 목이
길어지고 있다고 상상을 한다. 당신은 좀 더 눈을 크게 뜨고 당신 앞에 놓인 세
상을 보게 될 것이다!

반드시 몸의 긴장을 풀고 편안하게 이완해야 한다! 이 마지막 동작을 뻣뻣한
상태를 유지하며 진행시켜서는 안된다. 궁극적으로 바르게 정렬된 뼈에 의해 견
고한 몸의 안정감 뿐만 아니라 동시에, 이완되고 탄성 있는 근육에 의해 가볍고
유연한 몸을 경험할 수 있게 될 것이다.

5단계를 좀 더 자세하게 알아보기

이 단계는 길게 확장된 목을 지지하고 머리의 위치를 올바르게 세워준다.

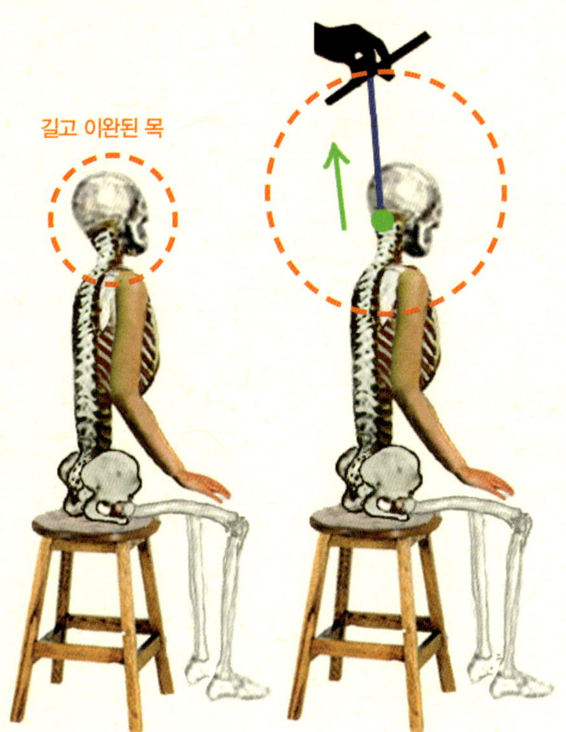

꼭대기에 있는 줄에 의해 두개골의 아랫부분이 정교하게 매달리게 되고 이로 인해 목 뒷부분이 길어진다. 턱은 가슴을 향해 살짝 떨어뜨린다. 당신이 천천히 숨을 내쉴 때 당신의 목 근육이 부드럽게 이완되는 것을 머릿속에 그리며 경험해보자. 당신이 호흡을 내쉴 때 목의 뒷부분 또한 점점 확장되고 있다.

길고 이완된 목

보통 '목젖'이라 불리는 목의 앞부분 그 지점에 주목해보자. 이 지점이 목의 뒷부분을 향해 부드럽게 부풀어 오르고, 그런 다음 마치 헬륨이 가득 찬 풍선처럼 목 뒤쪽 위를 향해 올라 간다고 상상한다. 이 때 이 동작을 최대한 부드럽게 해야 한다. 목 앞부분이 뒷부분을 향해 팽창한다고 상상하는 동시에, 척추가 목의

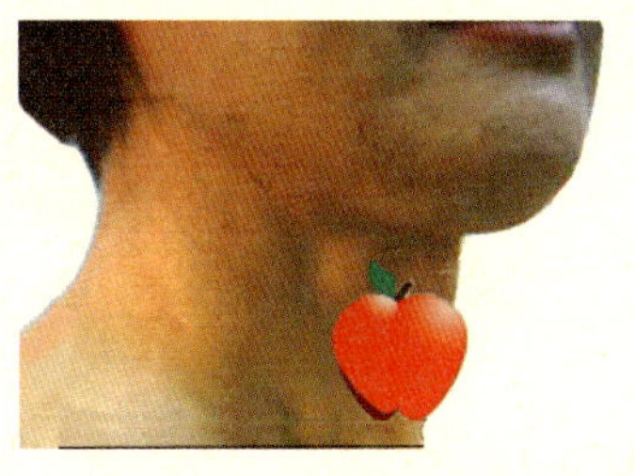

중심을 따라 부드럽게 위로 길어져 대가 긴 빗자루가 손끝에서 균형을 잡는 것과 같은 방법으로 힘들이지 않고 두개골을 지지하고 있는 것을 느껴보자. 한 가지 기억할 것은 두개골과 척추가 만나는 지점은 두개골 아랫부분의 후두부가 아니라, 머리 뒤쪽 당신의 코와 양쪽 귀 사이의 지점이라는 것이다. 당신의 머리를, 압박받고 있는 척추에 그 머리 무게를 더하며 무거운 볼링공처럼 긴장된 근육에 의해 수반된다고 경험하는 것보다는 곧고 긴 척추의 가장 윗부분에 가볍게 균형을 잡고 위치해 있는 것으로 상상하는 것이 훨씬 더 편안할 것이다. 목을 이완시키는 방법은 처음에는 목 근육을 팽팽히 긴장시킨 후, 천천히 긴장을 풀고 이완해 줌으로써 배울 수가 있다.

다섯 단계를 모두 종합하여
총정리하기

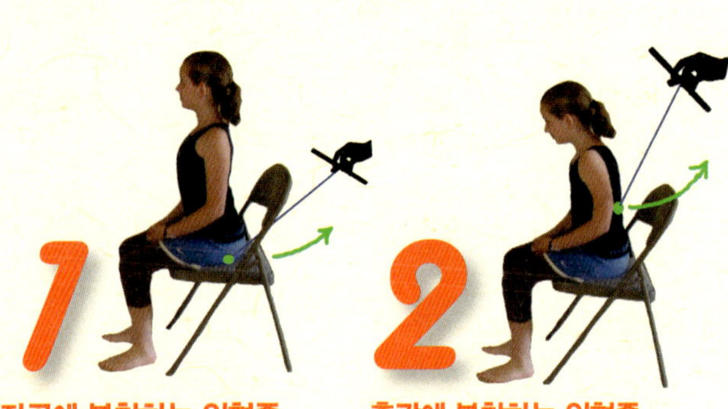

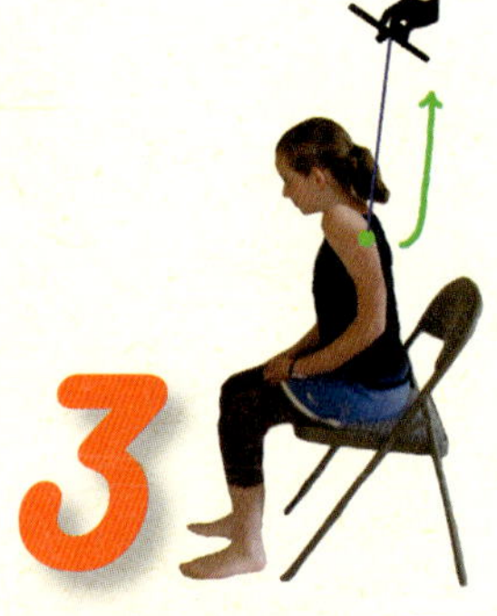

좌골에 부착하는 인형줄
좌골을 몸 뒤쪽 방향으로 충분히 확장시키며 움직이게 한다. 골반을 본연의 바른 자리에 위치시킨다.

흉곽에 부착하는 인형줄
몸통 뒤쪽 늑골의 아랫부분을 길게 확장시킨다. 등 아랫부분을 충분히 확장시킨다.

몸통 뒤쪽 양 어깨에 부착하는 인형줄
양쪽 겨드랑이 밑부분을 하늘을 향해 들어올려준다. 척추를 길게 확장시킨다.

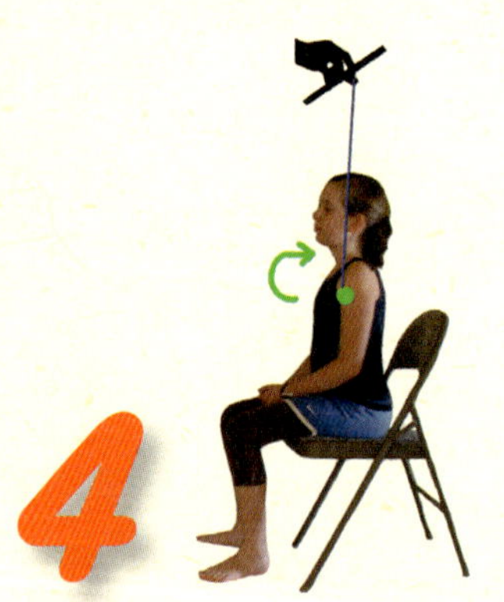

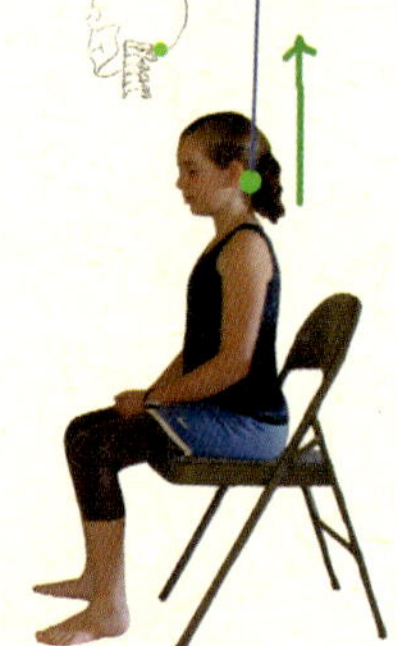

몸통 앞쪽 양 어깨에 부착하는 인형줄
겨드랑이 밑 앞부분을 앞쪽으로, 위로 그리고 다시 뒤쪽 방향으로 돌린다. 어깨에 말안장을 얹는 것과 같은 동작이다.

머리에 부착하는 인형줄
두개골의 아랫부분이 위를 향해 올라가는 것을 느껴보자. 목을 길게 확장시키고 머리는 균형을 잡아 안정적으로 위치시킨다.

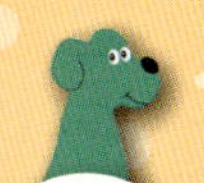

09 의자에 기대어 앉기

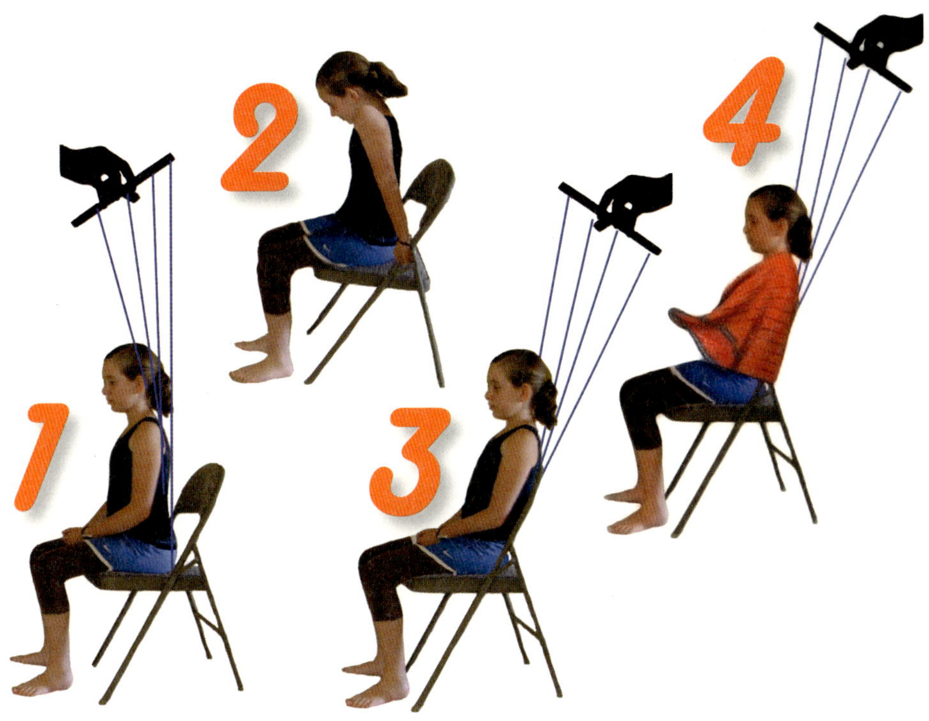

좌골에 연결하는 인형줄이 몸 뒤쪽 방향으로 잡아당겨져야 한다는 사실을 명심하자.(즉 당신의 골반을 안정적이고 견고하게 위치시킨다.) 당신 몸 뒤쪽에 높이 있는 가상의 선반을 향해 등 가운데부분을 위쪽으로 당기기 위해서 양손을 의자

바닥에 또는 의자 양옆을 짚어 골반뼈가 의자에 연결되도록 한다. (당신이 기댈 때 등의 곡선모양이 아치모양이 되지 않도록 또는 가슴을 앞으로 내밀지 않도록 반드시 유의한다. 오히려 몸 앞쪽이 몸 뒤쪽 방향으로 움직이도록 하는 것이다.) 길게 확장된 등을 등받이에 쉬게 한다. 이렇게 실행하는 것이 인형줄 없이도 몸 앞쪽의 흉곽을 들어 올려주는 지름길임을 알 수가 있으리라. (2단계). 사실상 이제 인형줄을 어디에 부착하는지를 알고 있으므로, 당신이 어느 장소, 어떤 자세에 있더라도 위의 지름길 방법으로 흉곽을 당겨 위로 올리는데 사용할 수 있는 것이다. 이 같은 동작은 흉곽 아랫부분이 골반에서 멀리 떨어져 위로 당겨지게 하며 척추를 길게 확장시켜준다. 당신의 등을 최대한 길고 넓게 하도록 모든 인형줄에 집중하여 양 어깨와 등 전체를 감쌀 수 있게 한다. 이 동작을 할 때 당신의 등이 구부려지는 것처럼 느낄 수도 있다.

자, 그런 다음 위의 동작과 자세를 유지하며 한 번에 한쪽 어깨씩, 각각의 어깨가 흉곽 바로 위 바른 제 위치로 오도록 몸통 뒤쪽방향으로 미끄러지듯 움직여준다. (4단계: 말 등에 말안장 얹는 것과 같이)

마침내 당신의 체중이 의자에 편안하고 안정감 있게 실리는데, 이 때 당신의 척추는 멋지게 길게 확장되어 있고 자세 또한 무너지지 않고 있다는 사실에 주목해볼 필요가 있겠다. 당신의 뼈가 바르게 정렬되어 있다면 안전한 방법으로 편안하게 몸을 이완시키는 것이 가능해진다는 것이다.

앉는 것, 서 있는 것, 그리고 구부리는 것이 방법론적 측면에서는 모두 같다

비록 척추가 나무의 몸통과도 같은 역할을 한다고 할지라도, 척추는 딱딱하지도 뻣뻣하지도 않으며 움직임에 있어서는 물 흐르듯 유동성과 유연함을 지니고 있다. 그렇다고 이 말이 척추가 구부러지거나 휘어져야 한다는 것을 뜻하는 것은 아니다. 척추관절의 주 기능은 유연한 움직임과 충격흡수를 제공하는 것이다. 이런 척추관절(척추 후관절)은 각각의 척추뼈(척추골) 사이에 있다. 작은 베개와 같은 연골구조물(척추사이원반. 추간판)

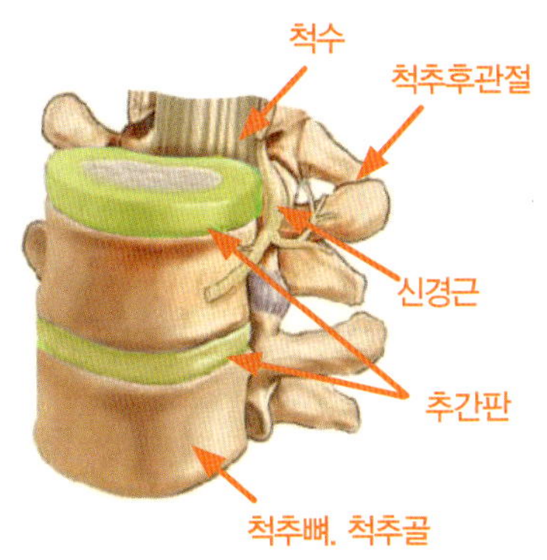

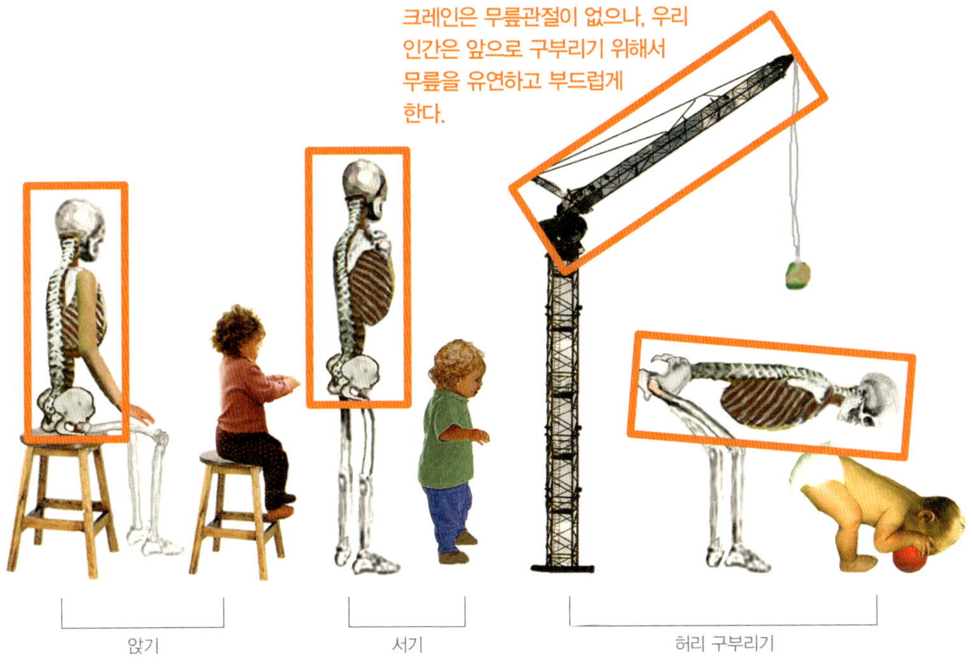

이 이런 각각의 척추뼈 사이에 쿠션과 같은 받침 역할 뿐만 아니라 당신이 움직일 때마다 충격을 흡수한다.

구부리는 것은 엉덩이와 무릎 관절에서 일어나는 동작이다. 골반이 넙다리뼈(대퇴골) 위에서 회전 하는 동안 척추는 손상되지 않고 그대로의 모습을 유지한다. 이와 같은 방식으로, 근육 및 골격체계(마치 도르래와 지렛대같이)는 어느 정도 건물을 짓는데 사용하는 크레인과 같은 기능을 한다. 따라서 인체 본연의 설계에 따라 몸을 움직이는 것이 중요하다. 인체 본연의 설계대로 자연스럽게 몸을 사용하는 사람들은 통증과 고통을 훨씬 적게 경험 하게 되고, 다치거나 부상당할 확률도 매우 낮다. 앞 그림의 모든 어린이의 척추가, 이 아이들이 앉아 있든지, 서 있든지 또는 허리를 구부리고 있든지 간에 온전하게 길게 뻗어 있는 점에 주목하자.

10 엉덩관절로 허리구부리기

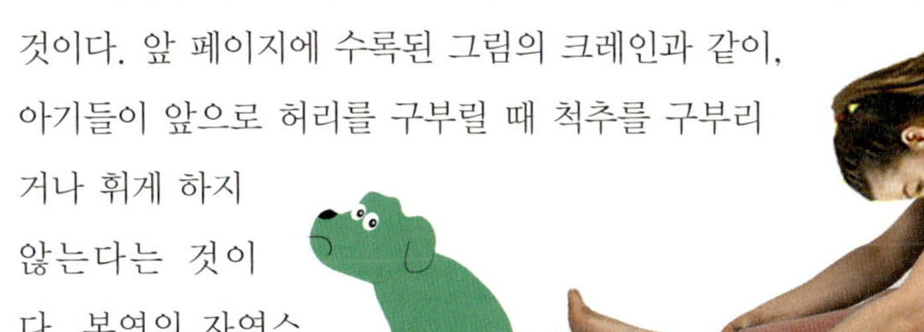

자연스럽게 허리를 구부리는 모든 동작은 몸통과 양 다리 앞부분이 만나는 지점, 즉 골반과 넙다리뼈가 연결되는 관절인 엉덩관절(고관절)에서 이루어지고 있다. 아기들은 치골과 좌골 위에 균형을 잡아 똑바른 자세로 앉는 법을 배우게 될 때, 이 같은 사실을 터득한다.

다시 한 번 각각의 좌골뼈에 인형줄이 부착되는 것을 상상해보자. 이 줄이 당신의 몸 뒤쪽 방향으로 잡아당겨진다고 생각할 때 당신은 엉덩이부분에서 앞으로 허리를 구부릴 것이다. 그 줄들이 뒤쪽방향으로 세게 잡아당겨지면 당겨질수록 당신은 앞쪽으로 더 많이 구부리게 될 것이다. 앞 페이지에 수록된 그림의 크레인과 같이, 아기들이 앞으로 허리를 구부릴 때 척추를 구부리거나 휘게 하지 않는다는 것이다. 본연의 자연스런 허리를 구부리는 동작은 온전한 척추의 길이를 유지하고 있다는 사실이다.

많은 사람이 일상적 활동을 하거나 운동을 하는 동안에 척추를 구부린다는 것이다. 이같은 동작은 꼬리뼈를 들어올릴 뿐만 아니라, 추간판(척추디스크)을 압박하는 결과를 초래한다. 그 뿐만 아니라 종종 이것이 반복되어 건강하지 못한 습관으로 굳어져 결국 '몸 근육에 기억이 저장'되고 나이가 들어감에 따라 여러 심각한 퇴행성 질환으로 이어지는 것이다.

심지어 요가 연습을 포함하여 당신이 일상생활을 할 때, 척추는 곧고 길게 그리고 등은 최대한 넓게 쫙 펼 수 있도록 주의하며 신경을 써야 할 것이다. 당신이 척추를 곧게 유지하며 앞으로 허리를 구부릴 때, 만약 허벅지 뒤쪽 근육(슬굴곡근. 햄스트링. hamstrings)이 심하게 당긴다면, 무릎을 구부려도 된다. 단지 햄스트링을 스트레칭하기 위해서 온전한 척추를 희생하지 말자. 햄스트링을 길게 하는 몇 가지 안전한 방법들이 있으며(5장 참조), 시간이 감에 따라 당신이 본연의 자연스런 방법으로 당신의 몸을 다시 건강한 습관으로 바꾸는 법을 배우게 될 때, 이런 근육들 또한 자연스럽게 길게 스트레칭이 될 것이다.

11 의자에서 일어서기 ❶

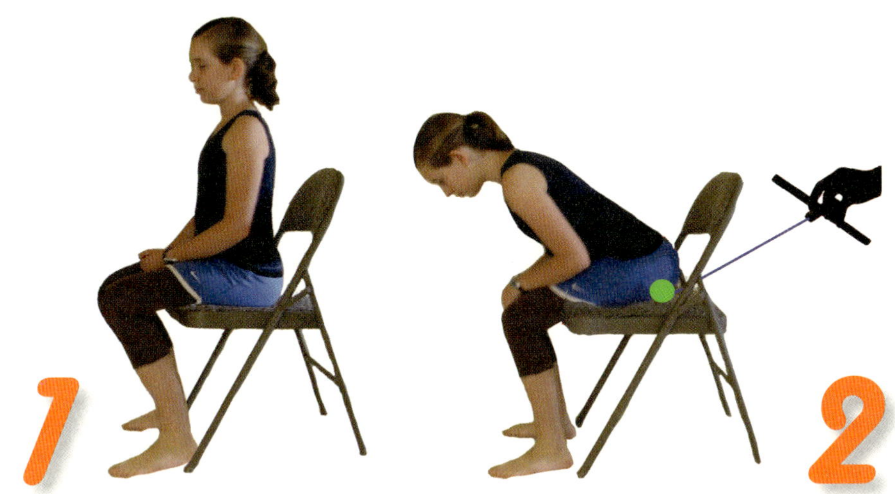

1 양 발을 의자 밑으로 약간 끌어당기고 자연스럽게 똑바로 앉는 것에서부터 시작한다.

2 좌골에 연결된 인형줄이 당신의 몸 뒤쪽 방향으로 잡아당겨지게 하여 당신으로 하여금 엉덩이부분에서 앞으로 허리를 구부리게 한다.

이제, 좌골인형줄이 재빠르게 당신 몸 뒤쪽방향으로 잡아당겨지게 하여 당신 몸이 앞쪽방향으로 '떨어지게' 한다. 인형줄을 충분히 세게 잡아당겨 당신의 체중이 전적으로 양발에 실리게 하며, 엉덩이는 의자에서 살짝 떨어져 올라가게 한다. 양발을 마루바닥에 대고 깊게 밀착시키며 양 무릎은 이렇게 힘이 들어간 양발 위에 위치시키되, 몸의 측면 바깥쪽을 향해 넓게 벌려 준다.

좌골이 의자에서 살짝 떨어지도록 몸을 앞뒤로 흔들면서, 위의 동작을 몇 번
더 반복한다. 이 동작을 실행할 때 등 근육과 목 근육은 사용하지 말고, 대신 다
리 근육을 사용한다. 올바른 지점에 부착되어 있는 인형줄이 당신의 등을 길고
넓게 유지시켜 줄 것이다. 이런 상황 역시 몸이 훨씬 더 효과적으로 앞쪽방향으
로 향하게끔 좌골을 의자에서 살짝 떨어지게 하며, 당신의 체중을 온전히 양 발
에 실리도록 한다.

각 단계별 지시사항들

12 의자에서 일어서기 ❷

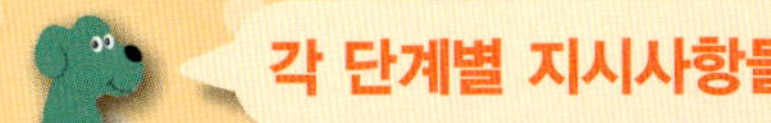

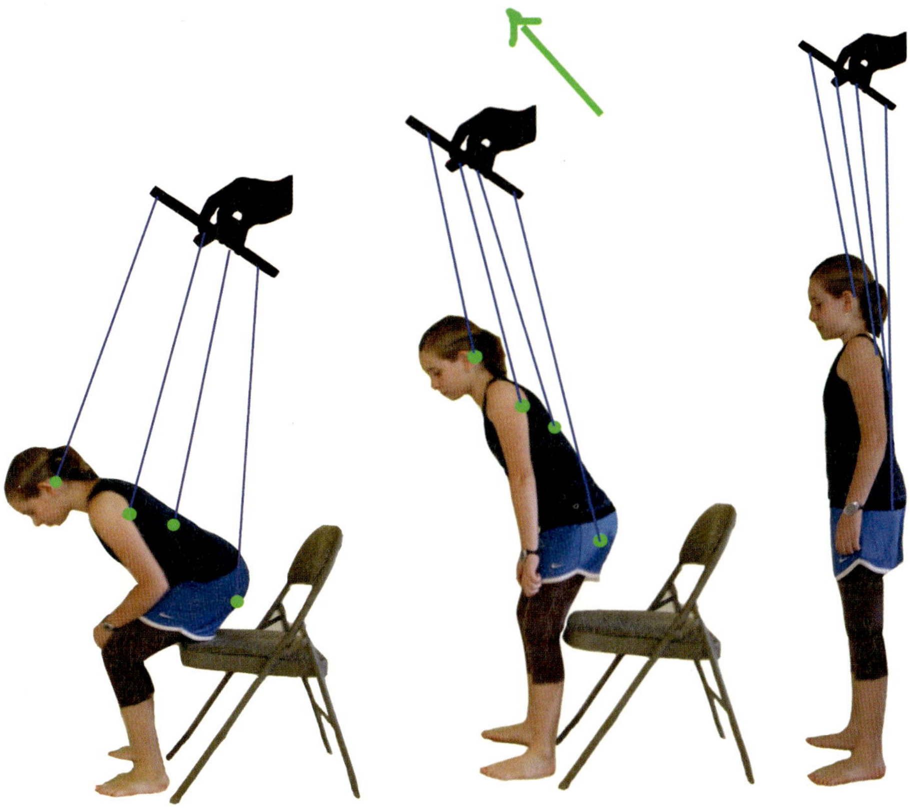

일단 몸을 흔들어 당신의 체중을 양 발에 실리도록 하는 방법을 터득한 이후, 양 발을 마루바닥에 깊게 밀착시키고, 두 다리의 힘으로 서보자. 이 같은 동작

은 종종 매우 균형적 방법으로 당신의 두 다리 근력을 강화시켜줄 뿐만 아니라, 당신의 등 근육과 목 근육이 불필요하게 일하는 것을 막아주고 척추의 길이 또한 보호해준다.

이 동작을 할 때 인형줄이 척추를 곧고 길게 유지시켜 안정화시킨다. 모든 인형줄은 당신 몸의 등을 따라 부드럽게 동시에 앞쪽으로 그리고 위쪽으로 당겨진다. 모든 인형줄은 똑같은 힘으로 당겨지며, 당신을 의자에서 일어나게 하여, 서 있는 자세로 이동시키고 있다.

구부리는 동작은 단 하나의 예외도 없이, 오로지 엉덩이와 무릎부위에서 일어난다. 강하고 튼튼한 다리의 지지가 밑바탕이 되어야만 그 위의 신체구조가 견고하게 그리고 안정적으로 지탱하는 것이다.

강하고 튼튼한 다리가 당신을 일으켜 세워, 서 있는 자세를 취할 수 있는 것이다.

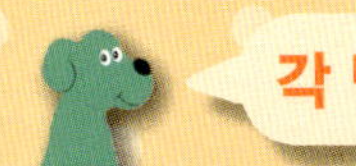

13 허리 구부리기❶

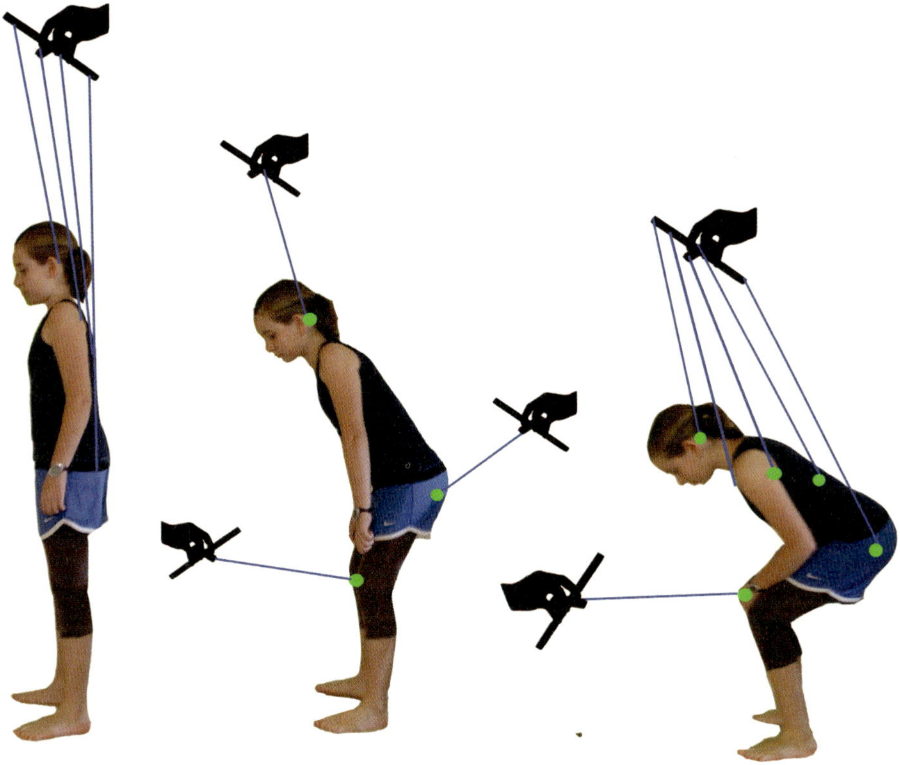

서 있는 자세에서 허리를 앞으로 구부리는 동작은 의자에서 일어나는 동작과
는 다소 다르다고 할 수 있다. 왜냐하면 이미 구부리고 있는 무릎에서 시작하는
것이 아니라, 쫙 펴진 상태에서 무릎을 구부려야 하기 때문이다.

　이 동작을 실행하기 위해서 양쪽 무릎 앞부분에 인형줄이 부착된다고 상상한다. 이 인형줄이 앞쪽으로 당겨지는 것과 동시에 좌골에 연결된 인형줄은 몸 뒤쪽방향으로 잡아당겨지는 것이다. 이같은 동작을 하면 무릎과 엉덩이부분이 동시에 구부려지게 된다. 쉽고 간단한 동작이다. 양 무릎이 양쪽 발 위 바른 위치에 오도록 하며, 무릎에 연결된 인형줄은 또한 무릎 바깥쪽 방향으로 무릎을 잡아당긴다.

　만약 당신이 아기들과 유아들을 유심히 지켜본다면, 이 같은 방법으로 이 아이들이 구부린다는 사실을 알게 된다. 아이들은 완전히 무릎을 지나치게 쫙 펴고 앞으로 허리를 구부리지 않는다. 허리를 앞으로 구부리는 동작은 언제나 당신의 '엉덩이'가 몸 뒤쪽방향으로 이동하는 것을 시작으로 이루어지며, 그와 동시에 양쪽 무릎은 바깥쪽으로 구부리고 등은 곧고 긴 자세를 유지하고 있다.

각 단계별 지시사항들

14 허리 구부리기 ❷

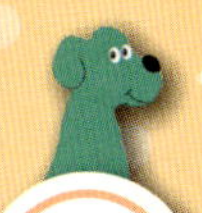

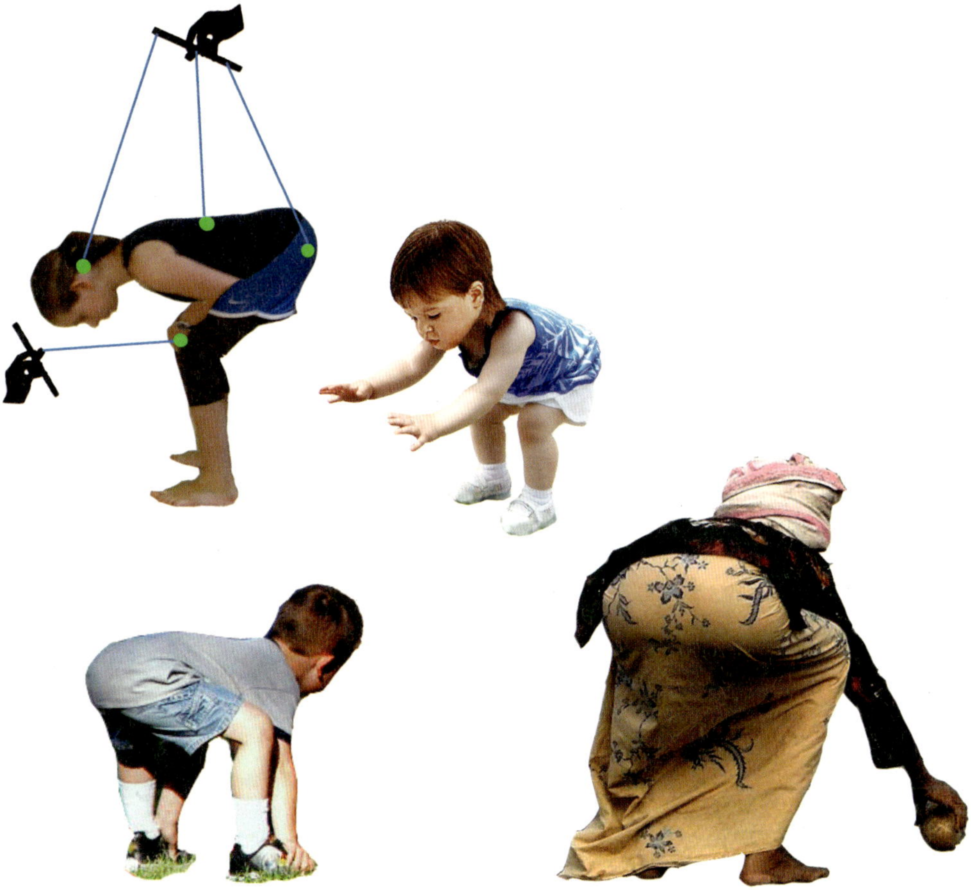

여전히 아기처럼 허리를 쉽고 유연하게 앞으로 구부리고 있다!

바닥에 있는 무언가를 줍기 위해 훨씬 더 깊게 앞으로 허리를 구부리기 위해서는 무릎과 엉덩이부분을 훨씬 더 많이 구부려야 한다. 이 동작을 제대로 하면, 허리를 더 많이 앞으로 구부렸을 때, 보통 나타나는 현상인 등이 둥근 모양으로 굽어지는 것 대신에 오히려 척추가 길게 유지될 것이다.

아기들과 유아들이 허리를 앞으로 구부릴 때, 결코 무릎을 과도하게 쫙 펴지 않고 그 대신 언제나 자신의 무릎을 구부린다. 더 깊숙이 앞으로 구부리기 위해서는 아이들은 종종 좌골을 좀 더 높이 들어올리기도 한다. 자주 이 같은 방법으로 허리를 앞으로 구부리게 되면, 균형적으로 다리 근육의 힘을 강화할 뿐만 아니라, 발등이 튼튼해지는데도 큰 도움이 된다.

이 같은 방법으로 허리를 앞으로 구부리는 동작은 당신이 그토록 원하는 유연성을 당신에게 가져다 줄 것이다. 심지어 나이가 들어서도 당신은 크게 힘들이지 않고 유연함을 유지하게 된다.

마루바닥에 양쪽 발을 세게 밀착시켜 누르며, 양쪽 다리 근육의 힘을 이용하여 다시 서 있는자세로 당신의 몸을 이동시킨다.

15 다시 의자에 앉기❶

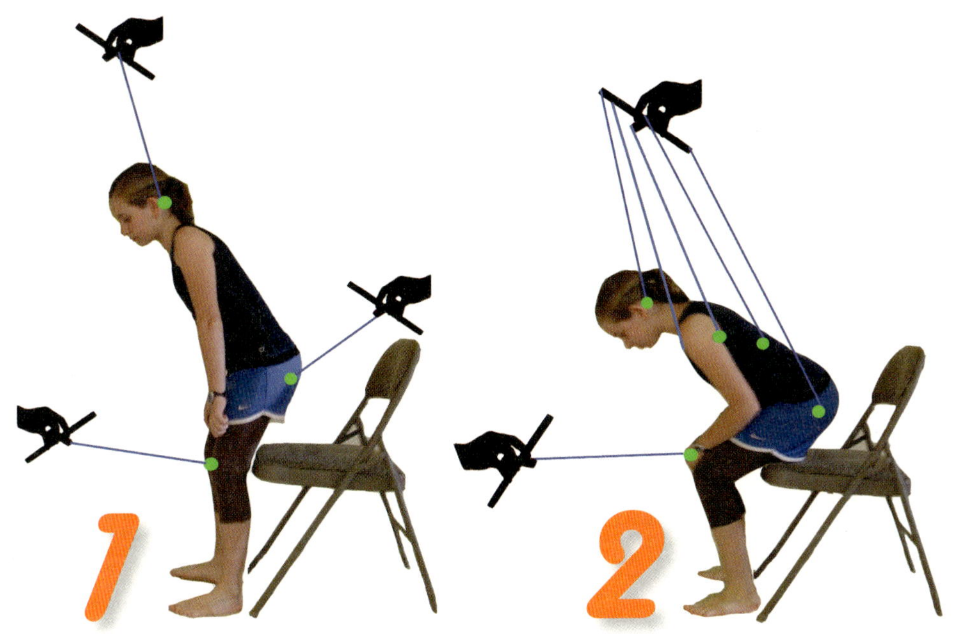

양쪽 다리 뒷부분이 의자의 가장 앞부분에 거의 닿지 않도록 의자 앞에 선다.

좌골 인형줄과 무릎 인형줄을 동시에 실행하면서 허리를 앞으로 구부린다.

아래쪽으로 허리를 구부리기 시작할 때, 엉덩이 윗부분 전체가 마치 하나의 신체부위처럼 움직이도록 해야 한다. 당신의 등은 충분히 넓게 확장된 상태를 유지하고 있다. 이 같이 하기 위해서 가상의 인형줄을 이용한다. 턱을 위로 들어올리지 않는다. 턱이 당신의 가슴을 향해 약간 떨어져 유지하는 동안, 머리에 연결된 인형줄 또한 당신의 목을 길게 유지시켜줄 것이다.

당신이 구부린 다리의 힘을 이용해 당신의 골반을 천천히 낮추어 의자 가까이 위치시키는 동안, 당신의 좌골이 마치 흔들고 있는 꼬리와도 같이 당신 몸 뒤쪽 방향으로 움직이며 확장된다. 이 때 당신의 양쪽 무릎 사이는 충분히 벌어져야 한다는 것을 반드시 기억하자.

16 다시 의자에 앉기 ②

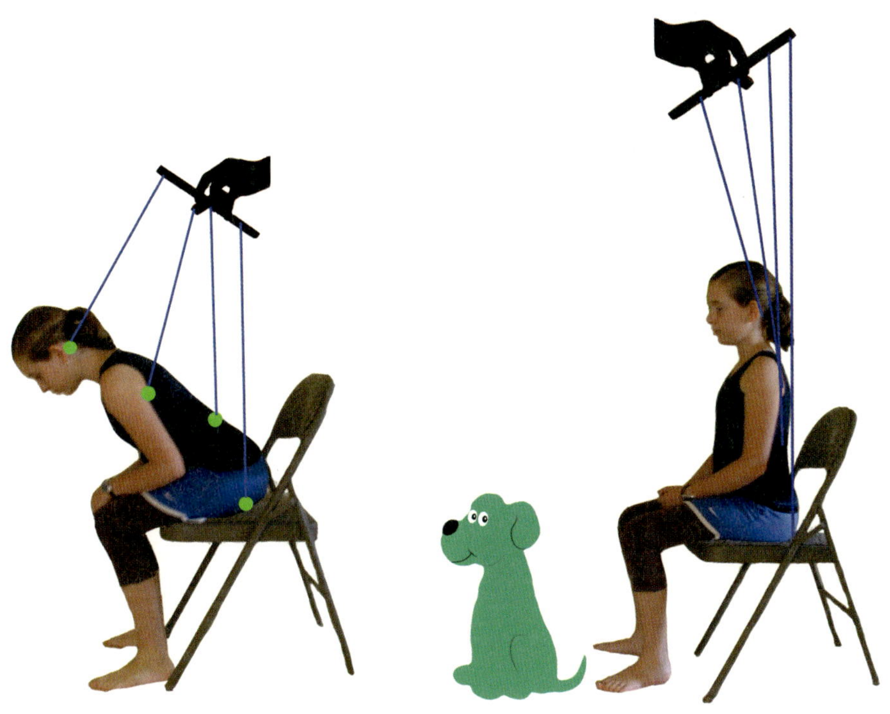

의자의 앉는 면에 접촉하게 될 때, 당신의 체중이 골반(또는 치골)의 맨 앞부분에 실렸다고 머릿속으로 상상한다. 이렇게 하는 것이, 당신이 의자에 앉기 전에 '당신의 골반을 본연의 바른 자리로 위치시키는데' 결정적 도움이 될 것이다.

중요사항! 의자에 앉는 동작을 실행할 때, 당신의 가슴이나 턱을 들어올리는 것과 같은 이전의 습관들을 함께 해서는 안된다. 대신에, 허리를 앞으로 구부린 상태에서 잠시 멈추었다가 다시 의자에 앉는 동작을 실행할 때, 흉곽과 어깨 그리고 두개골에 부착되어 있는 인형줄이 당신의 등 부분 전체를 길고 넓게 확장시키기 위해서 일을 한다고 상상한다. (이 같은 동작은 의자에 기대어 등 전체로 숄을 두르는 것과 같은 것으로, 단지 지금의 상황은 의자에 기댄 것이 아닌 똑바로 앉아있는 것 뿐이다.) 의자에 앉을 때, 만약 당신의 양 어깨가 올라가거나 앞으로 구부러진다면, 양쪽 어깨가 흉곽 위 바른 위치에 올 수 있도록, 한 번에 한쪽 어깨씩 양쪽 어깨에 인형줄을 부착해 실행한다.

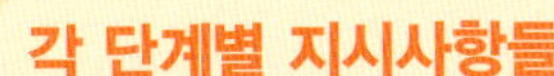

17 서 있는 자세

양쪽 발의 가장 윗부분을 향하도록 당신의 시선을 아래로 향하게 한다. 이 같은 동작이 당신의 양쪽 허벅지와 좌골을 뒤쪽방향으로 이동시키고, 양쪽 다리를 수직축을 따라 정렬시켜준다는 사실에 주목한다. 뿐만 아니라 원래 체중이 실려야 할 곳인, 당신의 양 뒤꿈치로 당신의 체중이 실려 있다. 당신의 등과 양쪽 어깨 아랫부분에 연결된 인형줄이 등 부분 전체를 길고 넓게 확장시키도록 한다. 위의 동작들을 진행하는데 있어서 각각의 이전 단계의 동작을 한 후, 그것의 효과를 느껴보기 위한 아주 잠깐의 시간을 갖는다. 말 등위에 말 안장을 얹는 것과 같이, 흉곽 위 바른 위치에 어깨가 오도록 하며, 두개골의 아랫부분에 연결되어 있는 인형줄에 의

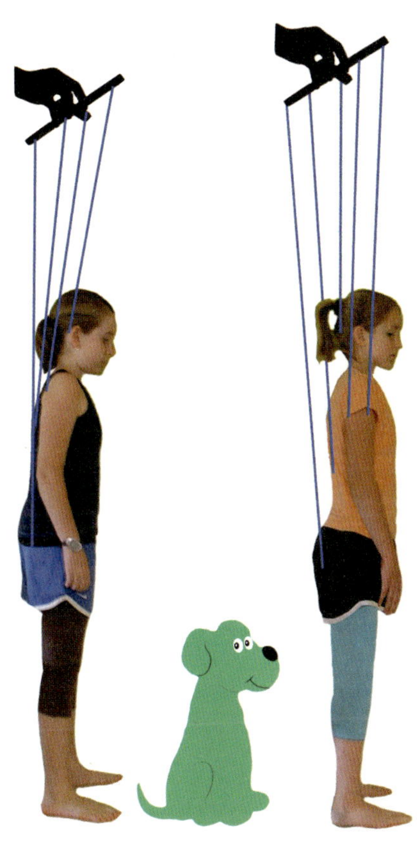

해 당신의 머리가 바르게 매달리도록 한다. 목의 앞부분이 목 뒷부분을 향하여 확장되게 한다. 긴장을 풀고 마음을 편안하게 갖는다. 처음에는 이 동작이 약간 이상하다고 느껴질 수도 있으나, 이것을 연습하게 되면 당신은 곧 훨씬 친숙해 질 것이다.

이와 같이 가상의 인형줄의 지지를 이용하는 것은 바르게 정렬된 골격구조를 통해 당신의 체중을 분산하는데 큰 도움을 준다. 이것은 또한 골반의 위치를 바르게 잡아주어 몸통 앞쪽 부분을 따라 균등한 길이와 넓이로 등 부분을 길고 넓게 확장시켜주며, 척추도 안정적으로 지지 해준다. 이와 같이 체중이 균형적으로 분산이 된 채 서 있는 자세는, 오랜 시간동안 편안하게 서 있는 것이 가능하게 한다. **당신의 좌골을 들어 올리지 말라.** 일단 좌골이 뒤쪽방향으로 안정된 위치로 이동한 후에는, 위로부터 내려오는 가상의 인형줄에 의해 매달려 그 위치를 벗어나지 않게 한다.

18 올바른 골격구조로 서 있는 자세는 어떤 것인가

지지(支持) 역할을 하는 건물의 기둥과 같은 인체의 다리

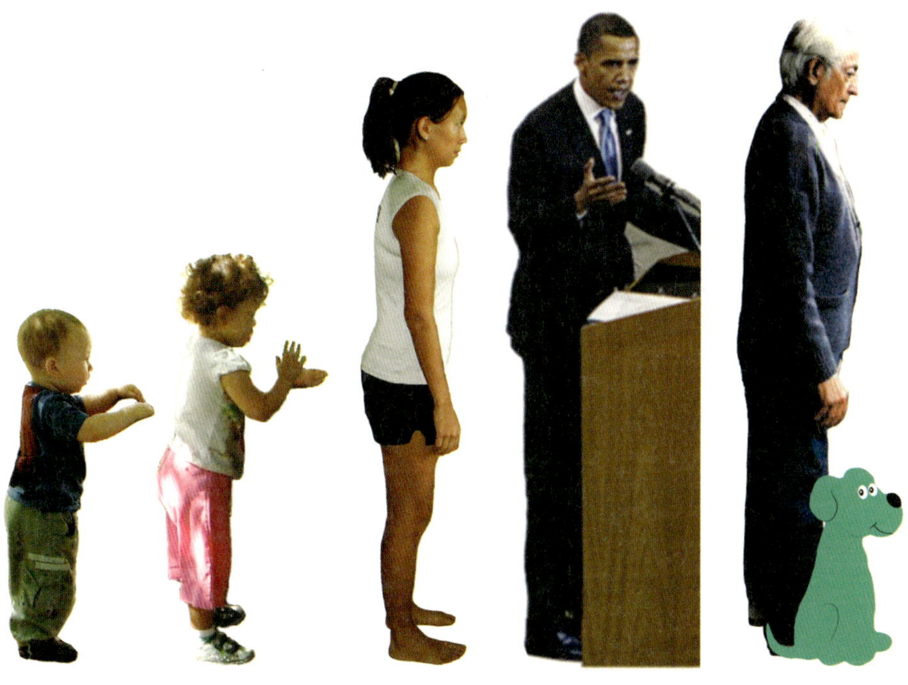

아기들과 유아들은 바르게 정렬된 골격구조로 서 있는 자세가 어떤 것인지를 보여주는 좋은 사례들이다. 온전하게 곧고 길게 확장되어 있는 척추와, 견

고한 두 다리의 지지를 받으며 서 있는 자세를 유지하고 있다. 이 같은 바르게 정렬된 골격을 잃지 않은 성인들은 나이가 들어서도 여전히 똑바르게 그리고 힘들이지 않고 편안하게 서 있는 자세를 유지하고 있음은 몸소 실천하는 훌륭한 롤 모델이다. 위 사진 가운데 가장 오른쪽 남자는 지두 크리슈나무르티Jiddu Krishnamurti로, 앞 사진을 찍었을 당시의 나이는 85세였다. 이 사례처럼 일생동안 바르게 정렬된 골격의 지지를 받는다면 훨씬 노년의 나이에도 이른바 젊은 노년의 삶을 즐길 수 있음을 엿볼 수 있겠다. 이 같은 삶은 확실히 나이가 들어감에 따라 점점 더 심하게 몸이 무너지며 뻣뻣해지고 있는 많은 노인들과는 분명 차원이 다른 삶이라 할 것이다. 나이가 든 후에 뻣뻣하고 긴장된 근육을 본래대로 이완시키는 것은 매우 어려운 일이기 때문에, 당신이 젊을 때 위의 건강한 습관을 들여 몸에 배도록 하는 것이 무엇보다 중요하다.

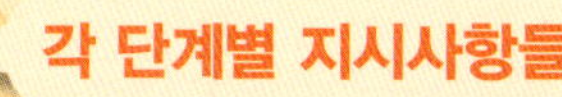

19 걷는 자세

당신은 이제껏 배운대로 자연스럽게 서 있는다. 어느 쪽 발로 첫발걸음을 뗄 것이지를 결정한다. 인형줄이 녹색화살표 방향으로 당신을 앞쪽으로 잡아당기기 시작할 때, 우선 얼굴이 아래쪽방향으로 향하지 않도록 첫발걸음을 내디뎌야 할 것이다. 이렇게 시작함으로써 몸이 앞쪽방향을 향해 나가는 계기를 마련하는 것이다. 당신의 체중이 발 가운데부분에 실리기도 하지만, 이와 더불어 반드시 발뒤꿈치에도 실리도록 유념한다. 맨 처음 발걸음을 떼는 다리의 무릎은 새끼발가락을 향하도록 하며, 약간 구부러지게 하고 발걸음을 걸을 때는 부드럽게 무릎을 움직이도록 한다. 체중은 발의 안쪽보다는 바깥쪽부분에 더 많이 실리게 하는데, 특히 보통 평발이라고 불리는, 발목이 안쪽으로 돌아간(내전內轉) 경우 또는 아치모양으로 쑤욱 들어간 곳인 발 가운데 아랫부분의 아치가 낮거나 무너진 경우에는 더욱 그러해야 한다. 첫발걸음을 뗀 발이 아닌, 나머지 한쪽 발의 발가락들은 당신을 앞으로 나아가게 하는 추진력을 제공한다.

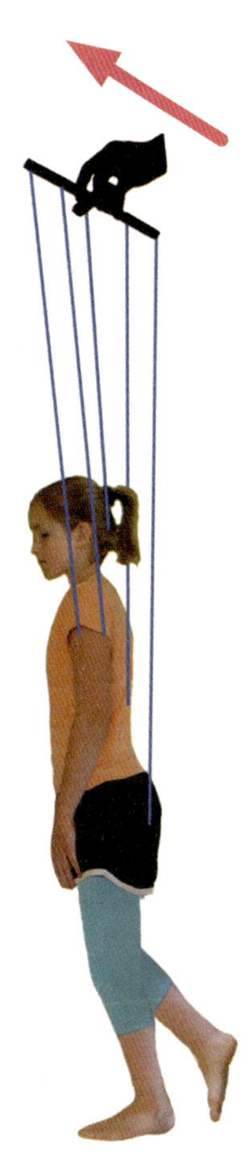

당신의 머리와 어깨는 엉덩이보다 앞서고, 골반과 좌골은 몸의 뒤쪽방향으로 확장되어 있으며, 당신의 척추는 온전히 길게 확장되어 있다. 인형줄이 당신의 몸을 움직이게 하고, 목 뒷부분은 길고 넓게 확장되도록 해야 하는데, 물론 이 때 두개골의 아랫부분에 부착된 인형줄에 의해 부드럽게 매달린 상태를 유지하고, 이 같은 동작이 당신을 앞으로 나아가도록 잡아당기는 것을 도와주고 있다.

의식적으로 당신의 꼬리뼈나 좌골을 들어 올려서는 안된다. 만약 이 같이 했을 때, 등 아랫부분이 당겨 근육이 긴장하기 때문이다. 당신의 다리와 엉덩이 근육이 당신의 몸을 이동시키는 임무를 제대로 수행하고 있기 때문에, 당신의 등 근육은 훨씬 편안하게 이완된 상태이다.

걷는 동작에서 인형줄의 작용을 발과 다리, 그리고 엉덩이부분에도 적용시켜 보자. 마치 양 손이 당신을 앞으로 나아가도록 밀고 있는 것처럼, 엉덩이부위의 근육(둔근臀筋)이 당신을 앞으로 이동시키는 것을 느낄 수가 있는지 알아보자. 당신이 걷는 동작을 할 때, 양 손을 엉덩이부분에 올려놓고 엉덩이 근육의 움직임을 느껴볼 수도 있다.

당신이 하는 동작들에 대해 너무 생각을 하기 보다는, 당신자신이 앞 페이지의 녹색화살표 방향으로 인형줄에 의해 앞으로 움직이도록 몸을 맡기도록 노력한다. 결국 이 같은 노력이 이미 자리 잡고 있어 극복하기 어려울 수 있는, 마치 컴퓨터의 '디폴트 세팅(default settings 기본설정)'과도 같은 당신 몸에 길들여진 잘못된 자세와 습관을 바꿔 놓을 것이다.

20 몸이 편안하게 걷는 자세는 어떤 모습인가

골격이 인체본연의 구조대로 자연스럽게 정렬된 사람들이 걸을 때의 모습은, 모두 한결같이 똑같은 몸의 긴장 없이 편안하게 이완되고 우아한 자세이다. 이 같은 사람들은 심지어 머리 위에 무거운 짐을 이고 운반할 때도 우아하고 쉬운 동작으로 해낸다. 이 같은 일이 가능한 이유는, 바르게 정렬된 골격이 무거운 짐을 운반한다. 더불어 바르게 정렬된 부드럽고 유연한 척추는 위에서부터 아래

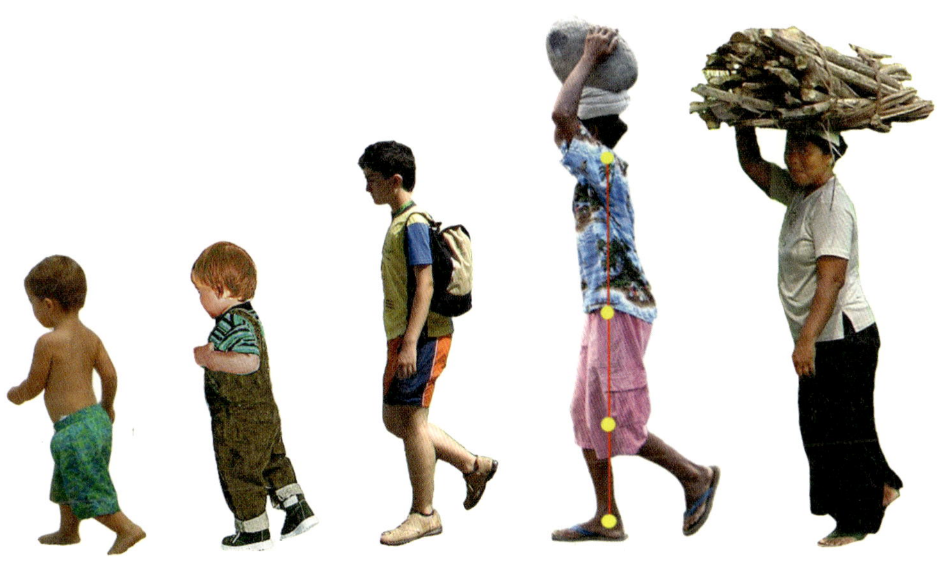

로 압박되는 것이 아닌, 아래에서 위쪽방향으로 길게 확장되어 올라가기 때문이다. 가슴부위와 등 윗부분은 치켜올라가는 것이 아니라 적당한 공간으로 넓게 벌어지며 확장된다.

머리가 선두에 서서 힘들지 않게 앞으로 나아가는 계기를 만들어주는 동안에, 체중은 온전히 앞서고 있는 다리 아래로 실린다. 먼저 걸어 나가는 다리는 몸에서 앞쪽으로 많이 나오는 것이 아닌 몸 아래에 자연스럽게 오게 한다. 무릎은 살짝 구부린 상태로 바깥쪽을 향하며 충격을 흡수하는 역할로 몸 전체에 있는 관절을 보호하고 있다. 뒤따라오는 다리의 발가락은 땅을 부드럽게 움켜쥐고 뒤에서 밀어 주면서 몸이 앞으로 나아가게 하는 추진력을 적극적으로 담당한다.

21 등을 대고 쉴 때와 누울 때

무릎을 구부리고 두 개의 부드러운 베개 앞에 앉는다.

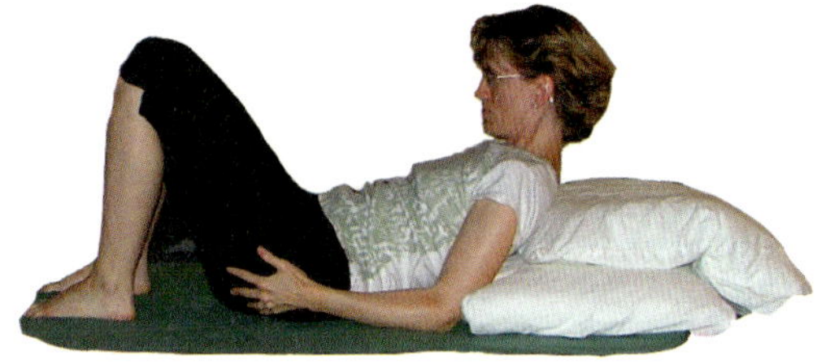

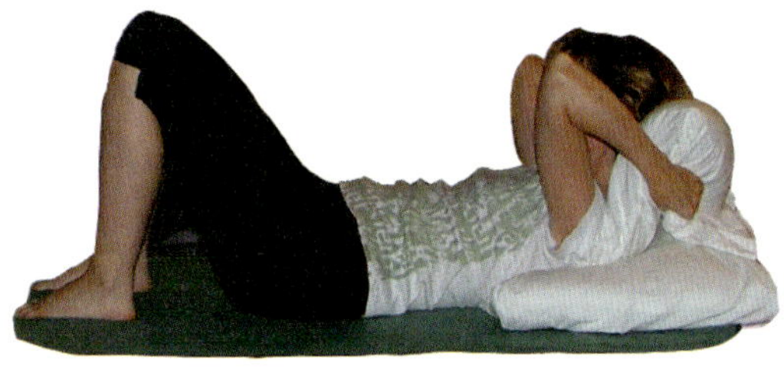

당신이 등을 대고 누울 때, 양 팔꿈치로 바닥을 누르고 당신 몸의 뒤쪽에서 인형줄이 위쪽방향으로 잡아당기는 것을 느껴보자. 누울 때, 눕는 바닥면 위에 등 아랫부분부터 신중하게 천천히 누워 당신의 등 부분 전체가 최대한 길고 넓게 확장되도록 한다. (2단계와 3단계의 어깨와 등 부분에 숄을 두르기) 위 아래로 겹쳐놓은 두 개의 베개 중에서, 위에 있는 베개의 아래 가장자리부분이 어깨 아랫부분에 오도록 한 후에, 다시 최종적으로 위에 있는 베개가 어깨의 맨 윗부분 바로 아래에 위치하도록 한다.

꼬리뼈가 아래로 처지지 않도록 유의해야 한다. 1단계에서 제시하는 바와 같이 인형줄이 당신 몸 뒤쪽방향으로 당신의 좌골을 잡아당기게 한다. 당신이 원한다면 무릎 밑에 베개 하나를 받쳐도 좋다.

필요하다면, 목을 온전히 길게 확장시키기 위해 양손을 이용하여 위에 있는 베개를 목 아래에 접어 넣을 수도 있다. 당신은 또한 목을 좀 더 훨씬 길게 확장시키기 위해서, 양 손을 두개골 아랫부분에 위치시킬 수 있다(5단계). 이 때 턱이 가슴 쪽으로 너무 가까이 가지 않도록 하며, 후두 부분은 이완되어 부드럽고 충분히 확장된 상태를 유지해야 한다.

당신의 양쪽 어깨 위치를 바르게 위치시면, 당신의 양 팔이 당신 몸 옆 가장자리에 편안하게 놓였을 때, 당신의 양 어깨부분이 등 아래쪽으로 미끄러지는 것을 느낄 수가 있을 것이다(4단계).

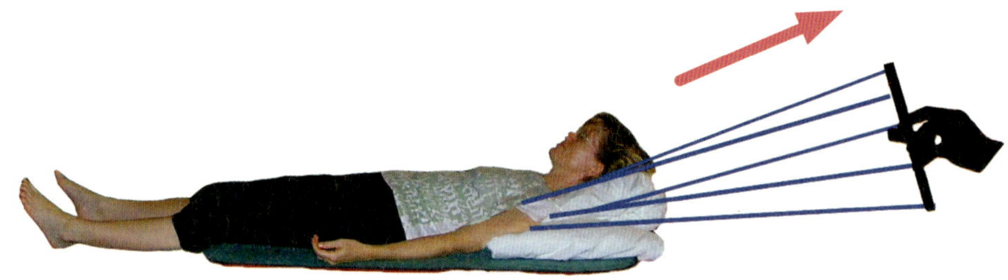

몸 속 깊숙한 근육이 이완되고 길게 확장됐다면, 당신은 이제 위에 있는 베개를 낮게 하거나 치워도 좋다. 그러나 현재로서는 등이 아치모양으로 휘거나, 척

추를 온전히 길게 확장시키는 것을 방해하는 몸 속 깊은 곳의 작은 근육의 긴장을 해소하는데 필요한 두 개의 베개를 이용하자. 거듭 말하지만, 만약 등 아랫부분이 아치모양으로 휘거나 근육이 당기는 부분이 있다면, 무릎 아래에 베개 하나를 받쳐주나, 엉덩이를 아래로 처지게 해서는 안된다는 것을 잊지 말자. 호흡을 하며 이 동작을 실행하되, 호흡을 내쉬는 날숨에 집중하여 호흡할 때, 등 부분 전체가 길고 넓게 확장되도록 한다.

22 옆으로 누워 쉬거나 잠을 잘 때

머리의 위치가 바닥으로부터 적당한 높이에 있도록 당신의 머리 밑에 한 개의 베개(필요하다면 2개의 베개)를 베고 옆으로 눕는다. 이 같은 자세는 마치 당신이 앉아 있거나 서 있는 것과 마찬가지로, 바닥으로부터 당신 머리 높이가 너무 높지도 낮지도 않게 되어, 당신 머리 위치가 몸과 상대적으로 균형이 맞게 자리 잡을 수가 있다.

당신의 목을 온전히 지지하기 위해서, 베개를 베고 있는 어깨의 윗부분에 베개의 밑부분을 아늑하게 대주자. 이 때 무릎은 살짝 구부리도록 한다.

베개를 베고 있는 팔 윗부분으로 바닥을 누르며 '골반을 바른 위치에 오도록

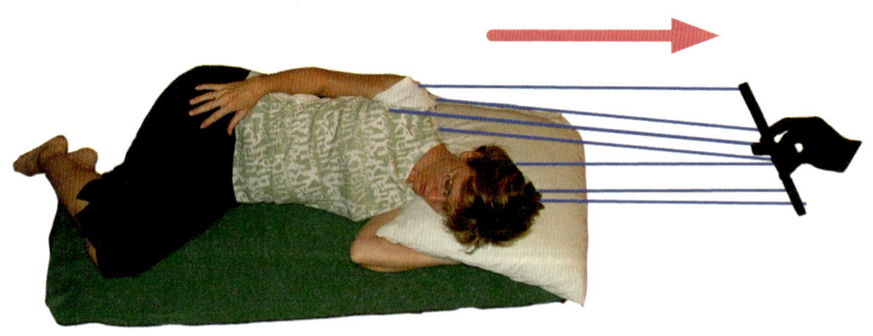

하자'는 1단계와 똑같이 몸 뒤쪽방향으로 좌골을 잡아당기기에 충분할 정도로 엉덩이를 들어준다. 즉 다시 말해서 몸의 뒤쪽방향으로 치골뼈를 확장시키도록 한다.

흉곽에 연결된 인형줄이 늑골 아랫부분을 뒤쪽방향으로 잡아당기는 것(2단계) 과 같이 베개를 잡고 그 베개를(물론 동시에 그 베개 위에 놓인 머리도 함께) 무릎을 향하도록 잡아당긴다.

베개를 베고 있는 팔의 겨드랑이 아랫부분을 앞쪽방향으로 직선모양이 되게 끔 곧게 뻗는다. (3단계) 이 동작을 하고 있을 때, 당신의 척추가 길게 확장되는 것을 느낄 것이다. 이 같이 척추를 잡아당겨주는 동작은 몇 분 동안 근육이 충 분히 휴식을 취하고 이완이 된 후 다시 반복하며, 그렇게 되면 당신의 척추는 훨씬 더 길고 곧게 확장된다. 물론 위의 1단계와 2단계를 제대로 충실히 실행하 는 것이 선제조건임을 명심하자.

베개를 베고 있는 팔이 아닌, 그 나머지 다른 한 쪽 팔의 팔꿈치를 허리 부위 에 편안하게 올려 놓는다. 이렇게 함으로써 양쪽 어깨가 본연의 제 위치를 찾게 된다. (4단계) 몸 앞쪽부분에 베개를 받쳐주면, 허리 위에 올려진 팔의 위치를 바 르게 하는데 도움이 된다. 당신의 턱은 아래쪽을 향하게 되며, 목 뒷부분은 충 분히 넓고 길게 확장 되고 있다.(5단계)

위의 5단계의 전 과정을 충실히 이행하면서 편안하고 안락한 상태에서, 이 같은 동작들을 하기 위해 필요하다면 약간 수정하며 실행하는 것도 좋은 방법이다.

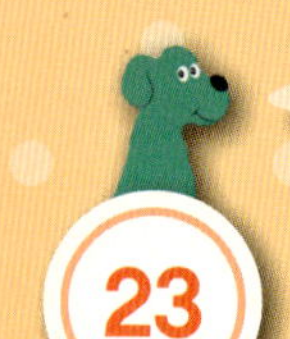

23 최종적인 조언

어린이들에게 골격이란 할로윈이나 무덤가에서 등장하는 해골의 모양이다. 그러나 그보다는 실상 우리 인간 개개인은 살아 숨 쉬는 골격이라는 사실을 상기하게 하는 것이 중요하고 필요하다. 아이들에게 자신들 몸속 깊이 내재된 골격을 느끼게 하며, 그러한 골격이 자신들의 몸 전체를 지지하고 있는 매우 중요한 역할을 하고 있다는 점을 인식하도록 아이들을 격려하며 지도해야 할 것이다.

아이들은 인터넷에 올려진 해골모양의 형체들이 댄스 퍼레이드나 댄스 배틀을 하고 있는 동영상을 즐겨 시청한다. 이 같은 기발하고도 재미있으며 우스꽝스러운 해골이 춤추고 있는 동영상은 놀랍도록 눈길을 끌며 우리 인체의 움직임과 동작들을 여실히 보여주고 있다. 이런 동영상을 감상한 후, 배경음악을 깔고 당신이 골격모양의 인형이 되어 춤을 춰 보는 것도 좋은 방법이라 하겠다.

앞에서 설명한 자세교정에 대한 방법과 지시사항들을 기억하고 생각하는 것은 그리 어렵지 않다. 일단 당신이 기본적인 개념들을 이해하고 파악했다면, 당신 몸 뒤에 부착되어 있는 인형줄을 잡아당기는 퍼펫티어(puppeteer 꼭두각시인형을 조종하는 사람)에게 온전히 당신자신을 맡기면 되는 것이다. 당신의 임무는 그 인형줄에 의해 편안하게 긴장을 푼 채 매달려 있는 상태에서 바르게 정렬된 골격이 제공하는 안정된 인체의 지지를 경험하고 체험하면 되는 것이다.

한 번에 모든 것을 이해하고 얻으려고 기대하지 말자. 천천히 그리고 인내심을 갖고 자세교정방법을 실행하며 연습해보자. 모든 동작들을 진행하는 과정에서 당신에게 어렵고 힘든 부분에 집중을 하기 보다는 오히려 당신이 성공적으로 완수한 부분들을 당신자신에게 상기시키도록 하자. 반복적 연습을 통해, 바르게 정렬된 골격을 습관화하여 몸에 배게 하는 것이 점점 더 쉬워질 것이다. 당신이 당신자신에게 진실로 집중하게 될 때, 당신의 마음은 어떻게 살아야 하는지를 알려줄 수 있는 최고의 스승이 바로 당신자신이라는 것을 깨닫게 될 것이다.

당신이 골반을 바르게 위치시키지 못하거나 컴퓨터 앞에 구부정한 자세로 앉아 있을 때 당신에게 이와 같은 잘못된 자세에 대해 상기해주도록 아이들을 격려 및 지지 그리고 지도가 필요할 것이다. 아이들은 이와 같이 우리의 잘못된 점들을 지적해주는 기회를 결코 마다하지 않을 것이며(왜냐하면 우리 어른들이 아이들의 잘못된 점을 너무나 많이 지적하는 경향이 있기 때문에), 더불어 이것을 기회로 바른 골격과 그에 따른 올바른 자세에 대하여 훨씬 더 많이 생각하게 되고 관찰하게 될 것이다. 물론 당신도 또한 아이들이 잘못된 자세를 하고 있을 때 이를 상기시켜줄 권리가 있음을 아이들에게 알려 준다.

자동차 안에서, 컴퓨터 앞에서, 그리고 식탁에 앉을 때 유용하게 사용할 수 있는 쿠션이나 웨지(웨지모양의 착석보조도구)를 준비하는 것이 큰 도움이 될 것이다. 해먹스타일의 자동차나 아기용 카시트에 알맞은 아기용 쿠션을 사용하는 것이 바람직하다.

적극적으로 아이들과 함께 신체활동이나 놀이를 하는 것이 지극히 추천할 만한 일이다. 적극적 신체활동이 여러가지 이익을 가져다주는 것도 물론이거니와 신체활동을 즐겁게 할 수 있으며 인체의 유익한 활동이라는 것을 어른인 우리가 본보기가 되는 것은 매우 중요하다. 많은 부분, 아이들은 인생이 소파나 컴퓨터 앞에서 거의 매일 몇 시간씩을 보내는 것이라고 잘못 인식할 수도 있다. 게다가 어른들은 소파에 앉아 몇 시간씩 TV나 컴퓨터를 하며 의미 없이 시간을 보내는 엄마 또는 아빠라고 생각한다.

그렇다고 이 점을 너무 심각하게 확대해석하여 받아들이지는 말자. 건강을 위해 우리의 골격을 바르게 재정렬하는 것이 중요하지만, 그렇다고 하여 이 같은 중요한 교훈과 가르침을 아이들에게 강요해서는 안된다. 무엇보다도 즐겁게 배우는 것이 중요하다. 만약 아이가 어떤 이유로든 지루해 하거나 흥미가 없어 보이면, 수업을 계속 진행하기 이전에 조금 기다렸다가 수업을 계속하는 것이 최고의 방법이라 생각된다. 무엇보다 아이와 어른이 즐겁게 함께 하는 것이 중요하다.

몸 에너지 흐름과 함께 하기

　머릿속으로 그리며 당신의 몸이 중심선을 따라 바른 골격구조로 정렬해가는 것을 느낄 수 있는 방법은 앞에서 설명한 것 외에 다른 여러 가지 방법이 있다. 이제 당신은 골격구조를 이루는 각각 다른 부분이 어떤 식으로 서로 연관되어 있는지를 설명하는 원리를 알았다. 이 같은 지식과 정보를 토대로 3가지 빠른 방법을 소개한다. 3가지 빠른 방법은 당신이 이제껏 배운 내용을 바탕으로 구성되어 있다. 일단 당신이 우리 인간의 몸이 어떤 방식으로 작동하도록 설계되었는지를 당신의 몸을 통해 경험하기 시작하였다면, 당신은 당신 몸속 에너지 흐름을 느끼는 것과 같은 유익한 혜택을 알게 될 것이다. 사람들이 위의 3가지 빠른 방법을 실행할 때, 고차원의 의식 세계를 경험하며 지극히 몸이 이완되고 몸과 정신이 서로 연결되는 것을 체험한다는 보고가 있다. 이 같은 사실은 깨어있는 삶으로의 길잡이와 현재의 순간에 온전히 정착할 수 있도록 해주는 바른 골격구조로 정렬된 우리 몸이 담당하는 역할의 중요성을 환기시켜주고 있는 대목이다.

❶ 당신이 서 있는 동안에, 당신의 손가락으로 골반 가장 위쪽 둥근 부분을 찾아보자. 이 골반의 둥근 부분(빨간 점으로 표시)을 마치 바닥을 향해 떨어지고, 당신의 발뒤꿈치 뒷부분에 뿌리를 내리는 것처럼 앞쪽방향으로 떨어뜨린다. 이 같은 동작이 당신의 치골과 배꼽사이의 거리를 최대한 멀리 떨어지게 만들어줄 것이다. 뿐만 아니라 이 동작을 실행할 때, 좌골이 어떻게 뒤쪽방향으로 미끄러지듯 이동하고 넓게 확장되는지를 그리고 골반 아랫부분이 어떤 식으로 충분히 확장되는지를 또한 주목

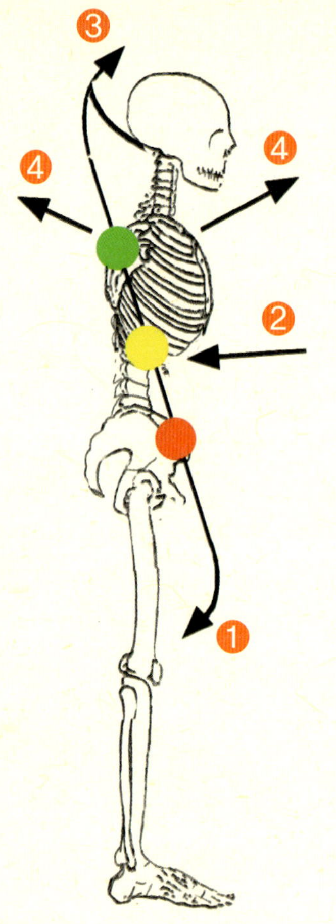

해보자. 당신은 이 동작을 '골반의 위치를 바르게 할 수 있는' 또 다른 방법임을 알게 될 것이다. 골반을 통해 당신의 기초를 확립하는 것이야말로 제대로 된 순조로운 출발이다.

❷ 흉골 검상돌기(흉골 아래 끝에 있는 화살모양의 연골조직. 노란 점)가 마치 실제로 등 위쪽부분(녹색 점)에 닿는 것처럼 미끄러지듯이 뒤쪽방향으로, 그리고 위쪽방향으로 이동한다고 상상하자. 숨을 참지 말고 천천히 호흡 하며 복부에 힘을 주어 복부가 쑤욱 들어가게 해서는 안된다. 치골이 배꼽과 멀리 떨어져 아래쪽방향을 향해 유지된 상태라면, 복부부분에서 어떤 움직임이나 약간의 당기는 듯한 긴장감을 느끼는 것은 좋은 신호다. 이 동작은 2단계 '큰 나무를 껴안은 동작'과 3단계 '사다리를 오르기 동작'을 함께 결합한 것이다.

❸ 당신 등 가운데부분이 점점 넓게 확장됨에 따라, 등 가운데부분이 당신 몸 뒤쪽에서 위쪽방향으로 올라가게 된다(녹색 점). 두개골의 아랫부분 또한 미끄러지듯 머리의 가장 윗부분을 향해 위쪽방향으로 올라가게 된다. 흉골의 검상돌기는 언제나 아래쪽으로 내려가는 동시에 위쪽방향으로 움직여야 한다는 점을 반드시 명심한다(노란 점).

❹ 일차적인 기본 토대(골반과 흉곽)가 제 자리를 잡게 되면, 양쪽 어깨와 가슴 앞부분이 충분히 확

장된다. 만약 제일 먼저 흉곽 아랫부분을 바른 위치로 정렬시키지 않은 상태에서 가슴 윗부분을 과
도하게 확장하면, 보통, 등 부분이 아치모양으로 구부러지거나 척추가 압박되는 결과를 초래한다. 이
제 앞의 모든 단계의 동작을 제대로 실행한 상태에서 가슴 윗부분을 충분히 넓게 벌려주면서 당신의
양쪽 어깨를 위쪽방향으로 그리고 다시 아래쪽방향으로 넓게 돌리며 회전시켜준다.

신체의 세 부분을 숄로 감싸기

옆에 놓인 다소 독특한 그림의 이미지는 수직축을 따라 골격을 바르게 정렬시키기 위한 또다른 빠른 방법에 접근하는 동작을 보여준다.

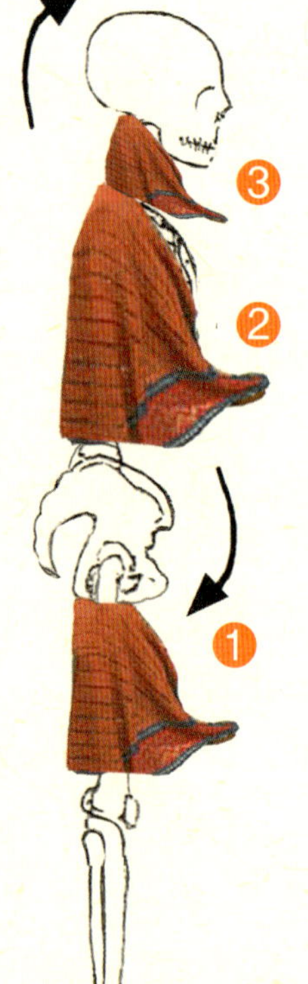

❶ 당신의 허벅지 뒤편에서 4㎝ 떨어져 마치 가상의 숄을 붙잡고 있는 것처럼 서 있는 자세를 취한다(물론 당신이 원한다면 처음 이 동작을 할 때 진짜 숄을 사용해도 좋다). 허벅지를 뒤쪽으로 움직여 숄에 닿게 하고 꼬리뼈를 당신 몸 뒤쪽방향으로 확장시키되 숄의 가장 윗부분에 오도록 한다. 이 동작이 물론, '당신의 골반 위치를 바르게 정렬시키는 것'이다.

❷ 당신 등 뒤쪽 4㎝ 떨어져 가상 또는 진짜 숄을 붙잡고 있으며, 숄로 등 부분 전체를 감쌀 수 있도록 등을 충분히 확장시키면서 등을 그 숄을 향해 움직이도록 한다. 어깨와 겨드랑이 부분을 들어 올리고 숄 또한 들어 올려 그 두 신체부위를 숄로 감싼다. 이것이 각각, '큰 나무를 껴안은 것과 같은 동작'과 '사다리를

올라가는 것과 같은 동작이다.

❸ 이번에는 숄을 목 바로 뒷부분으로 들어 올린다. 이 동작 역시, 목 부분이 최대한 확장되도록 천천히 당신 목 뒷부분 숄을 향해 움직인다. 머리 뒤쪽에 있는 두개골 아랫부분이 위쪽방향으로 올라갈 것이며, 턱은 살짝 아래로 떨어진다.

　어떤 불필요한 긴장을 조성하지 않기 위해서 마지막 동작에 특히 신중해야한다. 목 중앙에 있는 작은 근육이 긴장을 이완하는데 어느 정도의 시간이 소용된다. 이를 위한 최선의 방법은 당기는 듯한 근육의 긴장을 느끼는 신체부분에 조심스럽게 천천히 숨을 내쉬면서, 이 부위 근육의 긴장을 풀어주는 것이다. 부드럽게 인내심을 가지고 연습을 하면, 시간이 지날수록 경추가 점점 곧게 펴질 것이다.

　이 빠른 방법 2의 핵심은 우리 몸의 뒷부분 전체 뿐만 아니라, 그와 똑같이 균형적으로 우리 몸 앞부분 또한 충분히 스트레칭하여 제대로 확장시키는 것에 있다. 척추가 어떤 압박도 받지 않고 최적의 길이로 확장하기 위해서는 신체의 어느 부분부터 바르게 정렬되느냐의 순서가 매우 중요하다. 바르게 정렬된 척추의 길이는 발, 다리, 그리고 골반 같은 신체의 아랫부분이 제 위치로 정렬되고 뉴턴의 제3 운동법칙인 '작용 및 반작용의 힘' 중에서 지면이 우리 인체에 가하는 반작용의 힘 즉 지면반력ground reaction force, GRF이 이런 신체 아랫부분에 제대로 작용하고 있을 때 비로소 가능해진다. 그러나 이 같은 지면반력은 인체나 물체가 움직일 때에만 작용하는 힘이 아닌 관계로, 앉아 있거나 서 있는 자세와 같은 정지된 상태에서도 작용하는 반작용 힘이다. 우리가 지면, 즉 대지와 적극적으로 상호작용을 할 때, 우리는 우리에게 필요한 에너지를 얻게 되며 진정으로 우리가 깨어 살아있음을 느낄 수 있는 것이다. 바르게 정렬된 골격 구조에서, '생명력'이라 할 수 있는 이 같은 에너지의 순환 통로가 활짝 열려 이 에너지가 막힘없이 원활하게 우리 몸을 움직이는 것이다. 우리 몸의 긴장을 제대로 이완시켜 주는 능력뿐만 아니라 이 같은 원활한 에너지의 흐름 또한 우리의 건강과 웰빙의 필수 요건이라 할 것이다. 우리가 이 같이 올바른 삶에 직결되는 본연의 자연스런 상태로 우리의 몸을 바르게 습관화할 때, 우리의 아이들과 우리 자신의 삶을 제대로 영위하게 될 것이다.

몸 중심에서 나오는 생명 에너지

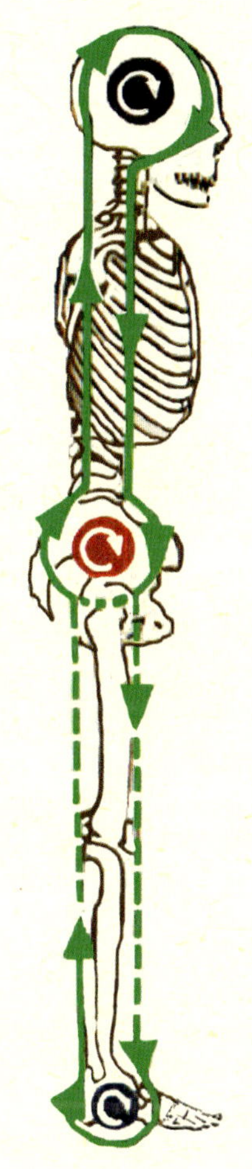

이 빠른 방법은 호흡과 더불어 몸 속 에너지의 흐름이 함께 이루어지도록 설계되었으며, 이와 동시에 편리한 방법으로 수직축을 중심으로 골격이 바르게 정렬되도록 유도해준다.

배꼽아래 4~5㎝ 떨어진 복부 중간 지점을 찾는 것으로, 이 방법이 시작된다. 이곳이 흔히 단전丹田이라 불리는 곳으로, 중력이 우리 몸에 작용하고 있는 바로 중심부분이다.

바로 몸 중심의 앞쪽방향으로 천천히 회전하고 있는 공 한 개가 위치해 있다고 머릿속으로 그려보자(빨간 점). 이 공이 회전하면서, 치골뼈는 아랫방향으로 움직이고, 좌골 사이 간격은 충분히 넓어지면서 골반을 앞쪽방향으로 돌아가게 한다. 가능하면, 이

'몸 속 엔진'이 작동하는 것을 느껴보도록 하자.

  이 같은 접근방법은 당신이 앉아 있거나 서 있든지 간에 관계없이 똑같은 효과
를 낸다. 그러나 만약 당신이 서 있는 자세라면, 위의 에너지 흐름은 당신의 다리
앞부분 아랫방향으로, 발등 중간 아치부분의 앞을 통과(파란 점)한 후, 발 밑에서
방향을 바꾸어 다리 뒷부분을 따라 골반을 향해 위쪽방향으로 움직인다. 그리고
위쪽방향으로 계속하여 에너지가 순환하게 되지만, 실질적으로 '좌골'을 들어올리
지도, 또한 엉덩이와 등 아래부위에서는 어떠한 근육의 긴장도 일어나지 않는다
는 사실을 명심하자.

  에너지의 흐름이 골반에서부터 등 전체로 위쪽방향으로 그리고 다시 목 뒷부분
을 가로질러 이동할 때, 당신은 당신의 머리 뒷부분이 위쪽으로 팽창하는 느낌과
턱이 살짝 아랫방향으로 떨어지는 느낌을 갖게 될 것이다. 이제 에너지의 흐름이
두개골의 모양을 따라 앞쪽방향으로 원을 그리며 움직이되, 최종 향하는 목표는
후두 안쪽의 가장 윗부분으로, 이 지점에서 또다시 아랫방향으로 순환하기 전에
목 길이를 충분히 확장시켜준다.

  에너지의 흐름이 몸통 앞부분을 따라 아래쪽방향으로 이동하면서, 이런 에너지
의 운동에 의해 골반의 회전이 앞쪽방향을 향한다. 이 같은 몸속의 끊임없는 에너
지 순환은 마치 바퀴의 운동과 같아서, 우리가 이런 에너지 흐름에 주의와 집중을
하면, 막힘없이 체내에서 순환하여 생성하고 자체적으로 재생성이 되는 것이다.

  위의 에너지 흐름은 호흡과 함께 조절하고 통제하는 것이 더 쉬운 방법이다. 우

리가 들숨을 쉴 때마다 에너지 흐름은 우리 몸의 앞부분을 통과하며 아랫방향으로 이동하고, 반대로 날숨을 쉬게 되면 몸 뒤쪽에 있는 등을 따라 에너지가 위쪽 방향으로 움직이게 된다(참조. 들숨이란 우리가 숨을 들이 마시게 되면 대기의 공기가 체내의 폐로 들어오게 되는 것. 즉 늑골을 외늑간근(外肋間筋)에 의해 위로 올리고, 횡격막을 복강(腹腔)으로 향하여 아래로 내리면 흉강이 넓어져서 흉강내 압력이 낮아지면 기도(氣道)를 통해 공기가 폐포 내로 들어오는 것이다. 반대로 날숨이란 혈액내 이산화탄소의 농도가 높아지면 연수가 자극을 받아 부교감신경에 의해 횡격막과 늑간근〈늑골사이의 힘줄〉이 이완된다. 따라서 흉강의 부피가 감소하므로 흉강 내 압력이 증가하여 폐포 내의 공기〈이산화탄소〉가 기도를 통해 밖으로 나가게 되는 것). 이 같이 우리가 에너지의 흐름을 아래쪽방향으로 이동하는 들숨을 쉴 때, 골반의 앞부분이 지면과 바른 연결성을 확보하며 제 위치를 잡고, 이와 반대로 날숨과 더불어 에너지의 흐름 또한 척추를 통과하며 같은 방향인 위쪽방향으로 움직이는 작용을 몸속 깊이 느껴보도록 한다.

  일단 당신이 앞에서 설명한 우리 신체부분에 부착된 인형줄이 어떻게 작용하는지에 대하여 알았다면, 모든 지시사항과 설명들을 쉽게 이해하리라고 생각된다. 몸 뒷부분을 통하여 위쪽방향으로 에너지가 움직이는 것은 마치 등 부위에 연결된 인형줄을 위쪽방향으로 들어 올리는 것과 같다. 또한 골반이 앞쪽방향으로 움직이는 것은 '좌골에 부착된 인형줄을' 뒤쪽방향으로 잡아당기는 것과 같은 원리다.

  당신이 골격을 바르게 정렬하는 방법과 몸의 긴장을 이완하는 방법에 대해 더 많이 배우면 배울수록, 당신은 이제껏 경험하지 못한 새롭고도 미묘한 감각을 훨씬 더 많이 느끼고 체험하여 '진정으로 살아있다는 것'이 어떤 느낌인지를 알게 될

것이라고 확신한다! 아울러 당신의 아이들에게도 이 같은 경험을 똑같이 체득할
수 있도록 아이들을 격려하고 지지해줄 것을 당부하고 싶다.

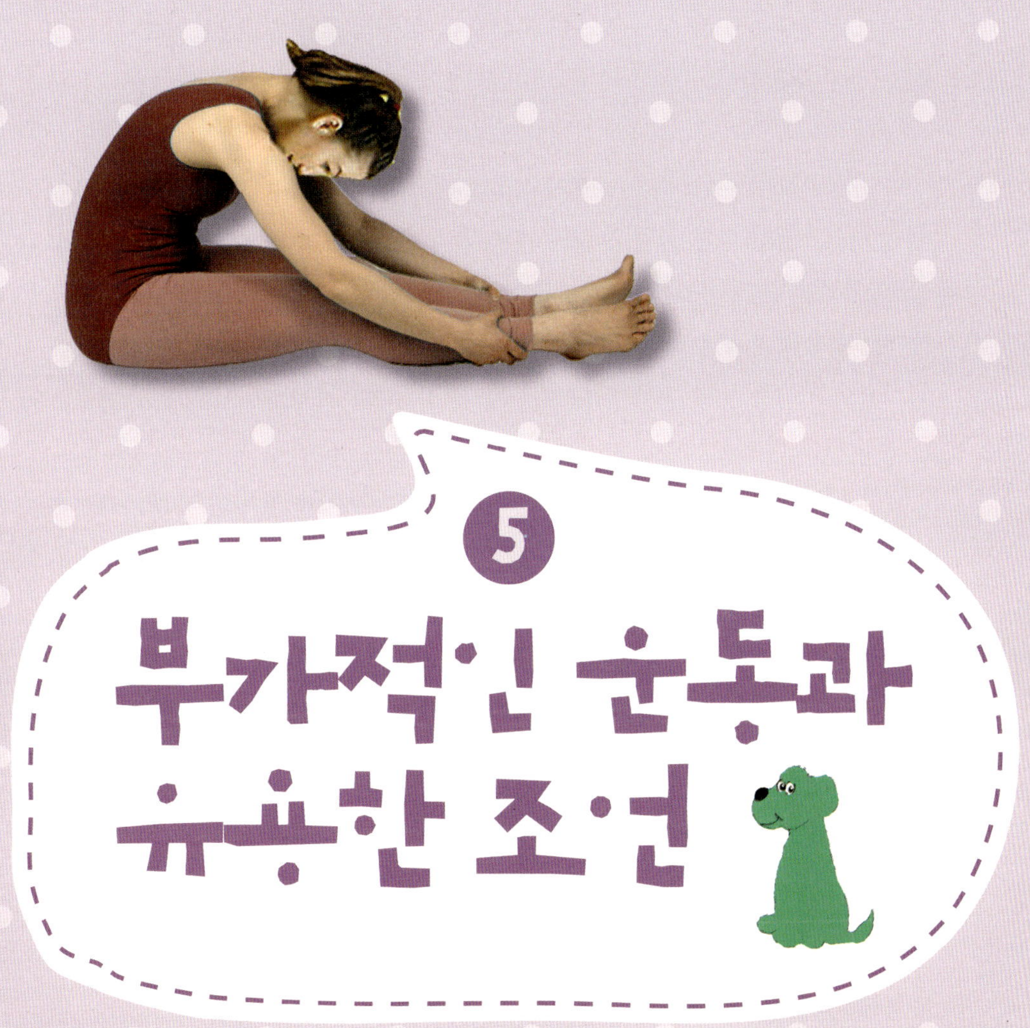

이 운동은 부상이나 몸에 반복적인 스트레스를 주는 것을 피하기 위해서, 언제나 자연스럽고 바른 골격 정렬의 기본 원리에 순응하며 행해져야 한다는 사실을 명심해야 한다.

다음에 소개되는 운동은 모두 앉은 자세에서 할 수 있다. 그러므로 학교의 교실환경에 맞도록 쉽게 수정되어 응용될 수 있기 때문에, 하루의 교과수업 중간이나 수업 사이사이에 배치하여 활용할 수 있다. 또한 이 운동을 아이들에게 가르치기 전에 부모들과 교사들은 이런 운동에 대한 세부적인 내용을 반드시 이해하고 숙지해야 한다.

이 운동은 부상이나 몸에 반복적인 스트레스를 주는 것을 피하기 위해서, 언제나 자연스럽고 바른 골격 정렬의 기본 원리에 순응하며 행해져야 한다는 사실을 명심해야 한다. 골격을 바르게 정렬하는 방법에 대하여 이해하는 성인들은 아이들에게 바른 골격의 좋은 본보기 역할을 할 뿐만 아니라, 바른 골격에 대한 아이들의 이해를 높이는데도 결정적 역할을 한다.

우리 몸에 가장 필요한 운동이란 우리 인체의 자연스런 움직임을 강화시켜주는 운동이라는 것을 반드시 기억하자. 이런 이유로, 자연스럽게 허리를 구부리거나 걷기, 들어올리기, 짐 나르기, 또는 바른 골격자세로 앉거나 잠자는 것과 같은 보통의 일상적 활동들이 매일 매일 완벽한 운동 일과를 제공하는 셈이 되는 것이다.

만약 당신이 통증 또는 근육의 긴장이나 부담을 느낀다면, 그것은 당신이 무언가를 잘못 하고 있다는 것이다. 다시 시도하기 전에 앞에서 설명한 5단계의 자세교정방법에 대한 세부적 내용을 다시 확인하고 검토하기를 바란다.

복부를 강화하는 동시에 척추를 바르고 길게 확장하기

아래의 간단한 운동은 골격을 정렬해줄 뿐만 아니라 '복부의 핵심 근육'을 발달시켜준다. 이 동작을 할 때는 호흡과 함께 하는 것을 잊지 않도록 한다. 복부의 근육운동은 자연스런 호흡을 제한시킬 수 있는 복부가 지나치게 홀쭉하여 쏙 들어가는 운동과는 달리 횡경막을 탄력 있게 유지시켜 준다.

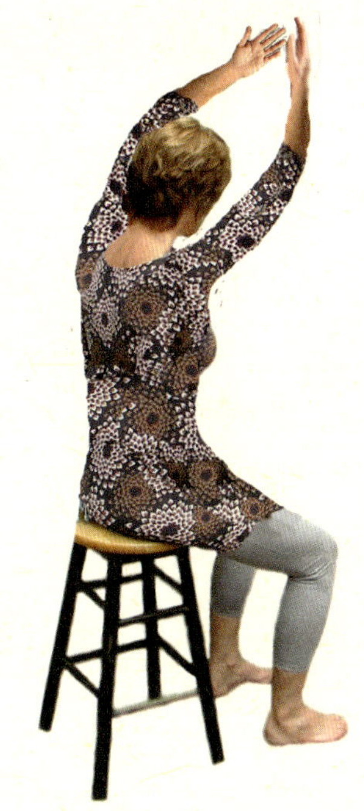

골반이 안정적으로 바른 위치에 오도록 앉는다. 마치 당신 앞에 높이 매달린 선반의 책을 집는 것처럼 양팔을 머리 위로 들어 올린다. 이 때 가슴뼈(흉골)가 제 위치에서 가슴을 앞으로 내밀지 않도록 유의한다. 양쪽 겨드랑이의 중간부분을 천장을 향해 위쪽방향으로 돌리며 회전시키되, 척추와 등과 몸의 앞부분이 똑같은 길이로 확장되도록 한다.

목을 길게 확장시키기

다울(dowel. 장부촉〈접합용으로 나무·플라스틱·금속을 못같이 만든 것〉. 긴 막대기라고 생각하면 됨). 또는 스카프를 펼쳐 두개골 아랫부분(후두부 밑)의 뒤쪽에서 양손으로 붙든다. 턱은 살짝 떨어드리고 부드럽게 다울 또는 스카프를 두개골 아랫부분을 향해 당긴 후에 다시 위쪽으로 들어 올려 목 뒷부분이 조금씩 스트레칭이 되어 길어진다. 이 동작은 후두부에 부착된 인형줄의 작용을 강화시켜주면서 경추의 길이가 바르게 확장되도록 해준다. 이 운동을 할 때의 유의 사항은 근육의 긴장을 일으키거나 힘들게 애쓰는 것 없이, 목 중심부분이 단지 부드럽게 위쪽으로 올라가 길어지게 하는 것이다. 두개골의 아랫부분에서 양손으로 박수를 치며 부드럽게 머리 뒷부분을 위쪽방향으로 당겨주는 동작을 취할 수도 있으나, 막대기를 이용하면 양쪽어깨 또한 충분한 넓이로 확장된다.

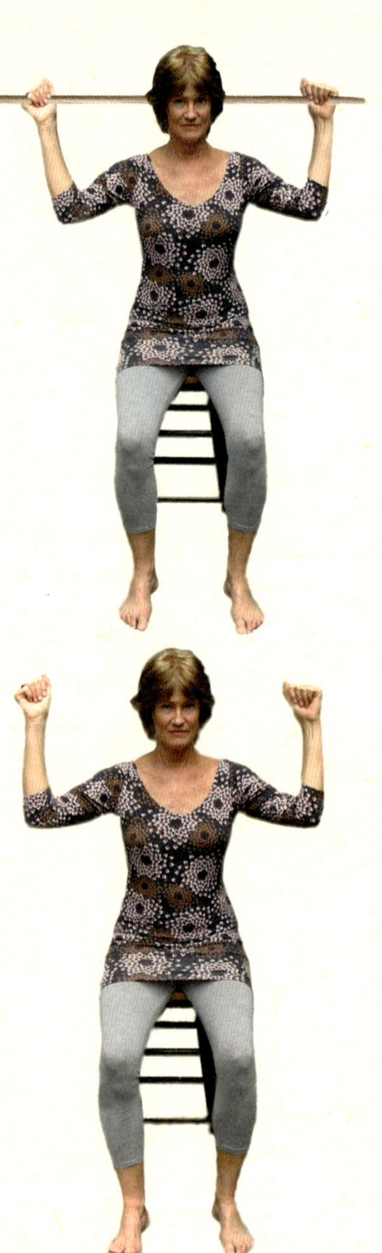

양쪽 어깨의 위치를 바르고 안정되게 하기

당신이 여전히 막대기를 붙잡고 있다고 상상한다. 마치 양쪽 팔꿈치가 서로 만나려는 것처럼, 양쪽 팔꿈치를 앞쪽방향으로 잡아당긴다. 여전히 양손으로 가상의 막대기를 붙잡고 있는 것과 동시에, 당신의 양손은 양쪽 귀와 나란히 일렬로 유지된 상태이기 때문에 실제로는 양쪽 팔꿈치는 거의 움직이지 않는다. 이 동작을 통해 당신은 어깨부분과 어깨뼈(견갑골) 주위의 여러 다양한 근육의 움직임을 경험하게 될 것이다. 흥미로운 사실은, 이 운동이 복부의 심부근육에도 관여 하여 복부 근육을 강화시켜준다는 점이다. 당신이 이 동작을 할 때 이런 복부근육의 움직임이 느껴지나요? 이런 복부근육운동은 가상의 청바지를 입고 하복부에서부터 지퍼를 위쪽방향으로 올리는 듯한 동작으로 더욱 그 효과를 증대시킨다.

어깨의 위치를 바르게 교정하기

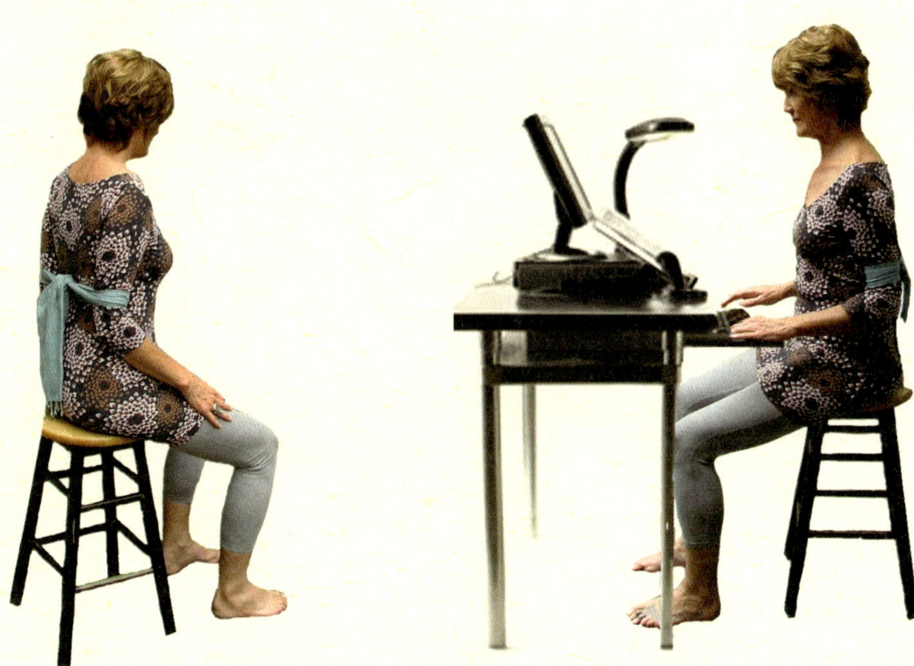

오랜 시간동안 컴퓨터 앞에 앉아 있는 것은 많은 사람에게 있어서 큰 문제가 될 수 있다. 이 같이 앉은 상황에서 보통 문제가 생기는 신체 부위는 등 아랫부

분 또는 윗부분과 어깨부분 전체 그리고 목이다. 이런 신체부위에서 발생하는 문제점을 해결하기 위한 접근방법은 바로 동일한 방법으로, 신체의 아랫부분부터 즉 '골반의 위치를 바로잡는 것'으로 시작하여 척추의 길이를 바르게 확장시켜줌으로써 바르고 안정된 골격의 지지를 확립해주는 방법이다. 이 같은 방법으로, 당신은 바르게 정렬된 골격의 지지를 받고 당신이 겪고 있는 모든 불행의 가장 큰 원인일 수 있는 불필요한 근육의 긴장이 눈 녹듯 해소될 것이라는 보장을 받는 것이다.

일단 당신이 2장에서 소개한 '인형줄에 의한 자세교정방법'으로 당신 자신의 몸을 바른 골격구조로 정렬했다면, 당신의 등 뒤에서 팔을 묶을 수 있는 스카프나 끈으로 당신의 양쪽 팔꿈치를 묶어보자. 이 동작은 양쪽 어깨가 흉곽의 가장 윗부분에 바르게 위치해 있는 상태를 유지하는데 도움을 줄 뿐만 아니라, 이 같은 자세로 교정하는데 튼튼한 지지 역할을 해 줄 것이다.

이 동작을 하는데 있어서 반드시 유의할 점은 끈이 양 팔꿈치가 서로 너무 가까워지도록 잡아당겨서는 안 된다는 것이다. 만약 그렇게 될 경우에는 등이 좁아지며 가슴이 불쑥 앞으로 나오기 때문이다. 당신의 몸 뒤쪽에서 당신의 등과 그 끈이 '만나며' 그 끈을 가로질러 당신의 등이 넓게 확장된다는 생각으로 이 동작을 시행해야 할 것이다. 그 다음 단계는 그 끈을 위쪽방향으로 들어 올린다고 상상하며 그것과 동시에 흉곽 아랫부분을 당신 뒤쪽에 있는 선반을 향해 위쪽으로 들어 올리는 동작이다.

발 아치 들어올리기 및 발목과 무릎 강화하기

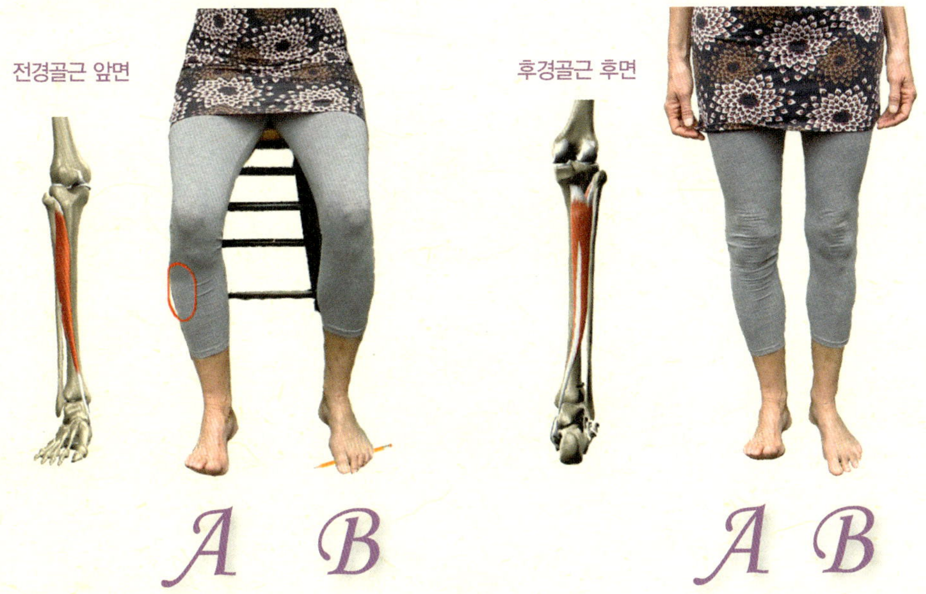

양쪽 종아리에 있는 두 개의 경골근(정강이근)은 무릎 바깥부분에서 시작하여 종아리부분을 감싸며, 발바닥 안쪽의 아치(발바닥 안쪽 중간지점에 아치모양으로 움푹 들어간 부분) 아랫부분 근육을 일컫는다. 회내된(발목이 안쪽으로 회전되는 것) 발목이나 보통 평발이라 불리는 발 아치가 편평한 사람들은 이러한 경골근이 약하다. 이런 경골근을 강화시켜주면 발목이 안정되고 발의 아치는 들어 올리게 되어 발 움직임이 훨씬 안정적이며 자유로워진다. 그 뿐만 아니라 발과 다리에 있는 중요한 근육이 정상적인 원래의 모습으로 돌아온다.

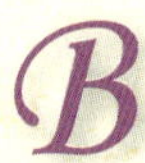 양쪽 발뒤꿈치를 살짝 들어올려 시작한다(PART1에서 소개한 '당신의 발뒤꿈치를 살짝 들어올리기'를 참조). 앉아 있는 자세에서 양쪽 발은 18~21㎝ 간격으로 하고, 양쪽 발뒤꿈치는 살짝 들어올리며, 양쪽 무릎은 바깥쪽을 향하도록 한다. 양쪽 발가락과 발볼이 바닥을 움켜잡게 하고, 발뒤꿈치를 살짝 들어 올리되, 발뒤꿈치의 바깥부분이 바닥을 향하게 한다. 이 모양을 유지하면서 한쪽 발의 발가락과 발볼을 위로 들어 올리되, 이 때 그 발의 발뒤꿈치는 바닥에 닿은 상태를 유지한다. 이 동작을 천천히 실행하는데, 발 앞부분을 위로 들어 올리고, 그 발의 발볼이 발뒤꿈치와 가까워지도록 아치모양을 하며, 발볼을 위로 들어 올린다. 근육이 피로감을 느낄 때까지 이 동작을 하되 너무 지나치게 해서는 안된다. 나머지 한쪽 발도 이 동작을 반복한다. 만약 당신이 위의 그림에서 다리부분에 빨간색 타원형으로 표시되어 있는 지점에 손을 놓는다면, 전경골근(앞정강이근)의 움직임을 느낄 것이다. 이제 동작을 거꾸로 하여, 발볼은 바닥에 닿게 하고 발뒤꿈치를 바닥으로부터 떨어지게 들어 올린다.

바닥에 연필 한 자루를 놓고 그 연필을 발가락으로 집어 올린다. 일단 이것의 요령을 터득하였다면, 가상의 연필로 이 동작을 하는데, 당신 앞에 연필을 놓고 한 번에 아주 작은 발걸음으로 앞으로 나아가며 이 동작을 실행한다. 진짜 연필이든 가상의 연필이든, 바닥에 있는 연필을 발가락으로 집어 올린 후 다시 놓는 이 동작을 반복하며 앞으로 이동하는 것이다. 이 운동은 전경골근, 후경골근 모두를 강화시키는 동시에 발과 다리에 있는 다른 근육 또한 운동하게 한다. 더불어 발가락들이 훨씬 더 자유자재로 적극적으로 제 역할을 하도록 훈련하는데도 매우 큰 도움이 된다.

햄스트링의 뭉친 근육과 긴장 이완시키기

당신의 골격을 바르게 재정렬하는 법을 배우게 될 때, 대부분 단단하게 뭉친 근육이 자연스럽게 점진적으로 이완되는 동안에, 당신의 햄스트링(hamstrings; 인체〈人體〉의 허벅지 뒤쪽 부분의 근육과 힘줄)에 집중하여 이 부분을 운동하면 '행복한 강아지의 자세'와 같은 올바른 골반의 움직임을 향상시킬 수가 있다. '스트레

칭'은 당신의 몸이 느끼는 어떤 것이고 '긴장을 이
완시키는 것'은 당신이 행하는 어떤 것이라고 생각
하는 것이, 당신이 이 운동을 할 때의 유용하며 효과
적인 마음가짐이라 하겠다. 스트레칭이 근육의 긴장을
이완시키기 위한 환경과 조건을 조성해주는 것이 아니라,
일종의 활동 또는 운동으로 바뀌어 근육에 부담이나
무리를 주는 경우가 종종 있다. 이런 맥락으로,
불행히도 많은 햄스트링 스트레칭이 올바른 골
반의 움직임에 손상을 주고, 곧고 바른 척
추의 완전성을 무시하는 방식으로 행해
진다.

　　양쪽 발을 바닥에 편평하게 맞닿은 채, 의자의 가장자리 부분에 '골반의 자세
를 바르게 하여' 앉는다. 한쪽 발을 당신 앞쪽으로 내밀고, 무릎은 구부리며, 발
뒤꿈치는 바닥을 누르고 발가락은 당신을 향하여 뒤쪽방향으로 향하게 한다. 바
닥을 누르고 있는 발뒤꿈치가 당신 몸의 앞쪽방향으로 나아갈 것처럼 발뒤꿈치
와 발목에 힘을 주어 종아리가 최대한 직선 길이가 되도록 끝까지 당겨준다. 만
약 허벅지 뒷부분에서 스트레칭이 되는 느낌을 받는다면, 그 순간 잠시 멈추고
당신의 호흡에 집중한다.

　　호흡은 긴장을 이완하는데 있어서 결정적으로 중요한 요소이다. 숨을 들이마
실 때 실제로 당신이 스트레칭이 이루어진다고 느끼는 부분에 그 날숨이 전달된
다고 머릿속으로 상상하고, 그런 다음 당신이 숨을 내쉴 때 스트레칭이 이루어

진 그 부위의 근육의 긴장이 이완되어 해소되는 것을 경험해보자. 만약 당신이 이것이 어렵다고 느껴진다면, 당신은 과도하게 스트레칭을 했다는 것을 의미한다. 과한 스트레칭 동작을 다소 완화하고 단지 편안한 마음가짐으로 '몸이 경험하는 느낌과 감각을 느껴보자.'

이 경우와 반대로, 만약 당신이 이 방법대로 스트레칭을 했음에도 불구하고 전혀 어떤 느낌이나 감각이 없다면, 허리를 앞쪽으로 구부리고 등과 척추를 최대한 곧고 길게 펴고 다시 한 번 이 방법대로 진행 해보기 바란다.

'스트레칭'을 통해서 얻은 유연성은 그 스트레칭 운동이 규칙적으로 반복 되어야만 유지될 수가 있다. 궁극적으로 영구적이며 진정한 유연성(이 의미는 균형 잡힌 탄력과 탄성을 지닌 근육이라는 뜻)은 근육이 바르게 정렬된 골격에 붙어 있을 때 비로소 얻을 수 있는 자연스런 결과물이라는 것이다.

점점 그리고 더 많이 허리를 앞으로 구부리기

허리를 앞으로 구부리는 모든 동작을 하기 위해서 제일 처음에 좌골을 충분히 몸 뒤쪽방향으로 움직이게 하며 무릎은 넓고 충분히 굽혀준다. 척추와 몸통은 곧은 직선 상태가 되도록 유지한다. 당신이 의자에서 일어날 때, 양쪽 발은 당신 몸쪽으로 가깝게 잡아당기고 당신의 체중이 양발에 실릴 때까지 좌골을 충분히 당신 몸의 바깥쪽 방향으로 움직이게 한다. 당신의 몸을 일으켜 세우기 위해서 양쪽 발을 바닥에 대고 밀어준다. 또한 턱은 약간 아래로 떨어지게 되고 이

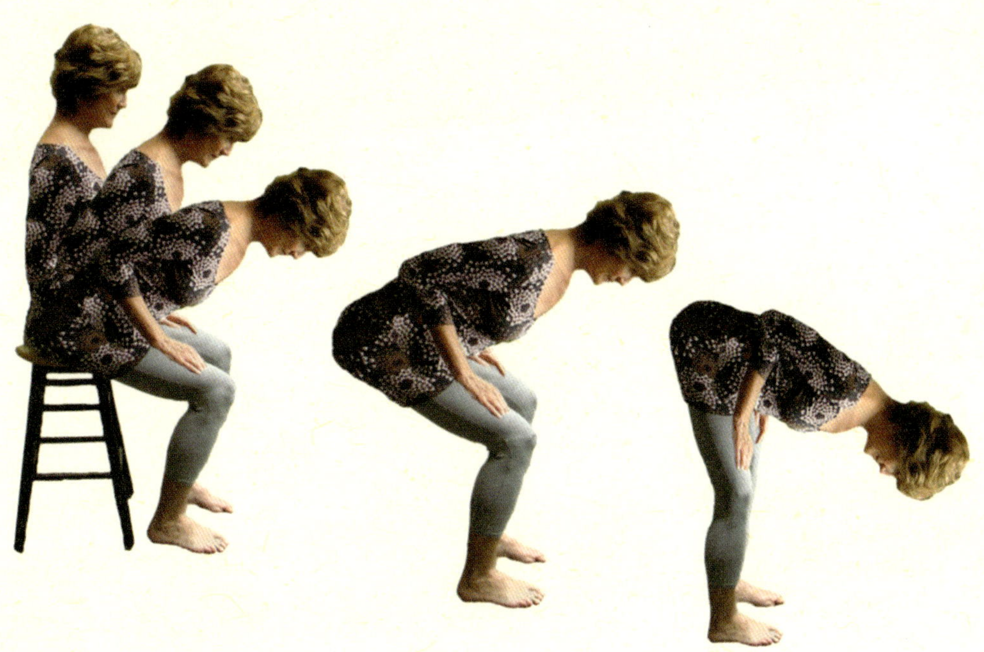

과정에서 목 뒷부분은 충분히 길어진다. 하루에 여러 번 바닥에 떨어진 물건들을 줍기 위해서 허리를 앞으로 구부린다. 가령 예를 들면, 바닥에 동전들을 뿌려 놓고 한 번에 동전 한 개씩 줍는 것이다. 또한 허리를 자주 구부려야 하는 정원 손질 및 가꾸기와 같은 일상적 목록에 자기 자신을 포함시켜보자. 이 같은 활동을 할 때, 음악을 배경음악으로 하여 그 음악의 박자에 따라 허리를 구부리는 것도 좋은 방법이다. 만약 이와 같이 한다면, 굳이 시간과 돈을 들여 헬스클럽을 가지 않아도 되지 않을까 싶다. 반드시 기억해야 할 점은 이 같은 모든 활동을 할 때, 당신의 좌골을 최대한 충분히 당신 몸 바깥쪽방향으로 움직여 좌골 위치를 바르게 해야 한다는 것이다.

자연스럽게 허리를 앞으로 구부리는 동작만으로도 모든 것이 충분히 해결된다. 즉 발의 아치를 들어 올려주고, 우리 몸의 가장 중요한 일차적 체중지지관절(무릎, 발목, 엉덩이)들이 안정적으로 제 기능을 발휘할 수 있게 해주며, 햄스트링을 길게 확장시켜줄 뿐만 아니라 다리 근육의 힘을 자연스럽게 강화시킬 수 있는 조건을 만들어준다. 또한 무엇보다 결정적으로 우리로 하여금 본연의 인체공학적 설계에 따라 우리의 몸을 움직이는 방법을 터득하게 하여 진정한 유연성을 증진시켜준다. 그리하여 결국 우리 몸이 공간 사이로 이동할 때 엉덩이부분으로부터 시작하는 몸의 상체를 이용하여 불필요한 몸의 긴장과 척추의 압박이나 왜곡을 불러일으키는 것이 아닌, 강인한 두 다리에 우리 몸이 의존하고 지지되어 인체가 이동할 수 있도록 우리 몸을 단련시켜준다.

《좋은 자세 나쁜 자세(원제:Sad Dog Happy Dog)》는 쫓기듯 살아가는 현대인이 간과하는 골반과 척추, 몸 골격의 올바른 자세를 강조한다. 그러니까 우리 몸 골격구조를 본래의 인체공학적 설계대로 정렬해야하는 중요성과 그 방법에 초점을 맞춘다. 게다가 지은이 자신이 연구 개발한 자세교정접근법을 '행복한 강아지, 불행한 강아지sad dog happy dog'의 그림과 '꼭두각시 인형'을 예로 들어 설명하는 대목에서는 옮긴이 자신도 스스로 따라할 만큼 쉽고 간결하고 재미있다. 특히 이 책은 부모와 자녀뿐만 아니라 교사, 건강전문가(의사), 헬스트레이너, 체형관리자를 비롯한 올바른 자세를 지향하는 모든 이의 로드 맵road map과 같다.

'현재 이 순간 나의 의식은 온전히 깨어 있으며 모든 감각을 열어 내가 하는 것에 집중하는 것이다.'라는 개념은 2012년 하반기 KBS에서 방영한 '특별 대기획 시리즈 3부작「몸」'에서도 강조하여 큰 반향을 일으킨 것과 같은 맥락이다. 우리 몸의 골격 및 골반과 척추의 바른 정렬을 위한 5단계의 바른 자세 교정방법과 그 밖의 운동에서도 '호흡'과 '집중'은 지은이의 각별한 주문이다. 그런 점에서 이 책은 6가지로 요약된다.

첫째; 무릎 및 척추, 고관절(엉덩이관절)과 관련된 퇴행성질환

둘째; 여러 가지 관절질환과 불특정·특발성질환 그리고 현대의학으로도 설명되지 않은 질병의 원인

셋째; 발, 무릎, 골반, 척추와 같은 우리 몸을 지지하는 체중지지관절의 중요성

넷째; 중력의 수직축을 중심으로 올바르지 못한 체중지지관절의 문제점과 원인

다섯째; 인체의 심장과 폐를 비롯한 주요 장기의 원활하고 효율적인 기능과 골격의 상관관계

여섯째; 누구라도 지시하는 대로 따라하면 즐겁게 습관화 되어 행복하게 된다는 것

시중에는 식스팩이나 S라인 강조, 또는 철저한 식이요법과 건강 식단을 설파하는 건강관련 책들은 선택하기 힘들만큼 부지기수다. 그러나 정작 우리 몸의 바탕을 이루는 뼈대인 골반과 척추 그리고 골격구조의 중요성과 교정방법을 언급한 책은 거의 없다. 따라서 이 책의 의미와 가치는 독자가 먼저 실감할 것이다. 더불어 우리는 주변에서 '옷걸이가 좋아 아무거나 걸쳐도 어울린다.'는 사람을 안다. 옷걸이가 좋은 사람은 자세가 좋은 사람이다. 자세가 좋은 사람은 결국 몸의 골격구조가 올바르게 정렬된 사람이다. 골반과 척추는 물론이고 모든

뼈 정렬이 반듯한 사람이다. 이런 사람은 폼나고 멋있다. 매사가 긍정적이어서 자신이 넘쳐 보인다. 활달하고 유쾌하여 보는이마저 '필feel'이 당긴다. 이런 사람에겐 불행한 강아지sad dog의 꼬리그림자마저 찾아 볼 수 없다. 현대인의 고질적인 '우울증'과는 거리가 멀다. 한마디로 좋은 자세에서 나오는 '행복한 강아지happy dog'의 삶이다. 이 책의 독자 또한 행복할 것이다. 끝으로 좋은 책의 번역을 맡긴 하태복사장님, 노영남 기획위원님, 장기봉부장님 그리고 번역원고를 정리한 혜련씨에게 감사드린다.

2013년 여름 노영선

좋은 자세, 나쁜 자세
SAD DOG HAPPY DOG

발 행 일　2013년 7월 25일

지 은 이　캐스린 포터

옮 긴 이　노영선

감　　수　하태성

펴 낸 이　하태복

펴 낸 곳　SISO BOOKS

주　　소　서울특별시 영등포구 양평동 2가 37-2 4F

전　　화　02-336-3502~3

팩　　스　02-336-3009

등록번호　제10-2539호

I S B N　　978-89-5864-305-0 13510

• 가격은 뒤표지에 있습니다.

• 잘못된 책은 바꾸어 드립니다.